消毒供应专业网络教育系列教材

消毒供应技术操作

主 审　冯秀兰　付　强

主 编　钱黎明　韩　辉

人民卫生出版社
·北京·

图书在版编目（CIP）数据

消毒供应技术操作 / 钱黎明，韩辉主编. — 北京：
人民卫生出版社，2022.1
ISBN 978-7-117-29534-5

Ⅰ.①消⋯ Ⅱ.①钱⋯ ②韩⋯ Ⅲ.①医院 – 消毒 –
技术操作规程 Ⅳ.①R187-65

中国版本图书馆 CIP 数据核字（2021）第 181075 号

人卫智网	www.ipmph.com	医学教育、学术、考试、健康，
		购书智慧智能综合服务平台
人卫官网	www.pmph.com	人卫官方资讯发布平台

消毒供应技术操作

Xiaodu Gongying Jishu Caozuo

主　　编：钱黎明　韩　辉
出版发行：人民卫生出版社（中继线 010-59780011）
地　　址：北京市朝阳区潘家园南里 19 号
邮　　编：100021
E - mail：pmph @ pmph.com
购书热线：010-59787592　010-59787584　010-65264830
印　　刷：人卫印务（北京）有限公司
经　　销：新华书店
开　　本：787×1092　1/16　印张：16
字　　数：339 千字
版　　次：2022 年 1 月第 1 版
印　　次：2022 年 1 月第 1 次印刷
标准书号：ISBN 978-7-117-29534-5
定　　价：100.00 元

打击盗版举报电话：010-59787491　E-mail：WQ @ pmph.com
质量问题联系电话：010-59787234　E-mail：zhiliang @ pmph.com

《消毒供应技术操作》

编写委员会

主　审　冯秀兰　付　强

主　编　钱黎明　韩　辉

副主编　杨　风　张　静　姜　华　林素英　高海燕

编　者　（以姓氏笔画为序）

车凤莲（上海交通大学医学院附属瑞
　　　　金医院）

田　红（北京大学第一医院）

曲梦媛（青岛市中心医院）

杜金阁（山东大学齐鲁医院）

杨　风（青岛市中心医院）

吴　荞（中国人民解放军兰州总医院）

张　静（广州市第一人民医院）

陈　斌（山东大学齐鲁医院）

林素英（常州市第一人民医院）

金敏智（上海交通大学医学院附属瑞金
　　　　医院）

郝淑芹（深圳市第二人民医院）

姜　华（南方医科大学附属小榄医院）

钱黎明（上海交通大学医学院附属瑞金
　　　　医院）

徐嬉平（青岛市市立医院）

高海燕（山东大学齐鲁医院）

谈绍峰（青岛市第八人民医院）

戚维舒（中山大学附属口腔医院）

韩　辉（山东大学齐鲁医院）

秘　书　杜金阁（山东大学齐鲁医院）

3

《消毒供应专业网络教育系列教材》

编写委员会

总 主 审 付 强 巩玉秀 蔡 虻

总 主 编 陈玉国 韩 辉 张 青 冯秀兰 任伍爱

副总主编 钱黎明 赵云呈 姚卓娅 王亚娟

编　　委（以姓氏笔画为序）

王 旭（云南省阜外心血管病医院）　　　　吴可萍（中山大学附属第五医院）

王亚娟（浙江大学医学院附属邵逸夫医院）　岑 颖（广西医科大学第一附属医院）

王朝阳（济南市中心医院）　　　　　　　　张 青（北京协和医院）

亓卫东（山东第一医科大学第一附属医院）　张 静（广州市第一人民医院）

韦 敏（济南市中心医院）　　　　　　　　陈玉国（山东大学齐鲁医院）

毛淑芝（山东大学第二医院）　　　　　　　林素英（常州市第一人民医院）

申巧玲（河南省儿童医院）　　　　　　　　赵云呈（泰达国际心血管病医院）

冯秀兰（广州市第一人民医院）　　　　　　姜 华（南方医科大学附属小榄医院）

司慧君（西安交通大学第二附属医院）　　　姚卓娅（郑州大学人民医院）

曲 华（烟台毓璜顶医院）　　　　　　　　钱黎明（上海交通大学医学院附属瑞金医院）

任伍爱（北京大学第一医院）　　　　　　　高海燕（山东大学齐鲁医院）

刘 婷（首都医科大学宣武医院）　　　　　高海燕（北京协和医院）

刘爱华（内蒙古自治区人民医院）　　　　　韩 辉（山东大学齐鲁医院）

李保华（首都医科大学附属北京朝阳医院）　韩平平（哈尔滨医科大学附属第二医院）

李淑玲（江西省人民医院）　　　　　　　　甄兰英（山西医科大学第一医院）

杨 风（青岛市中心医院）　　　　　　　　魏凯静（泰达国际心血管病医院）

序

消毒供应专业网络教育系列教材《消毒供应技术操作》的出版，为我国从事消毒供应专业及其相关专业人员提供了最新的参考工具书，是对消毒供应专业学科进步的一大贡献！

本书是我国首届消毒供应本科系列教材之一，由上海交大医学院附属瑞金医院消毒供应中心钱黎明牵头编写，首次对消毒供应技术操作的理论知识和技术，通过教科书的形式呈现给广大的专业人员，开创了我国本科消毒供应教育教材的先河，在系列教材中，本书的内容占有十分重要的作用。

进入 2019 年，我国消毒供应中心（central sterile supply department，CSSD）对可复用医疗器械再处理技术面临严峻挑战。CSSD 成为医院所有重复使用的医疗器械、器具和物品清洗消毒、灭菌及供应的部门，为临床提供全方位的无菌物品保障。从传统单一手工清洗转为多种机械清洗的方式，以金属材质为主体的医疗器械转为多材质、结构复杂、精密器械的微创器械，骨科手术器械更是有众多种类和新生产的器械，为了适应医疗器械的快速发展，无论蒸汽压力灭菌还是低温灭菌的技术也在不断更新变化中。可见，医院在为手术患者提供新技术的同时，医院感染风险在增加。CSSD 人员努力适应这种专业快速变化过程，需要学习基础知识，提高专业技术能力，成为日益紧迫的任务。选择和优化手术器械再处理的清洗及灭菌的技术，是 CSSD 每天面临的难题。医疗器械再处理的操作技术每个步骤，涉及跨行业标准和多学科基础知识，消毒供应技术包括回收与分类、清洗、消毒与干燥、器械检查与保养、包装、灭菌、储存与发放等环节，然而，基本工作流程在处理不同类别的医疗器械时，必须选择不同的操作方法，才能达到预期的目的。因此，本书旨在传道授业，帮助新进职和正在 CSSD 工作的人员更好地掌握实门的技术与窍门，理解执行操作过程需要不断思考和掌握新技术，为临床和患者提供最好品质的医疗器械。

为广大读者推荐本书，通过阅读和学习，初学者可以获取 CSSD 的必备知识和技术，资深的读者可以充实专业知识，针对面对的难题，启发思维，寻找解决问题的钥匙。

冯秀兰

2021 年 1 月

前言

消毒供应中心（central sterile supply department，CSSD）是医院内承担各科室所有重复使用诊疗器械、器具和物品清洗、消毒、灭菌以及无菌物品供应的部门。消毒供应专业作为本世纪国内新兴的学科，受到院内感染事件频发的影响，越来越受到卫生行业及管理部门的重视。我国消毒灭菌工作与发达国家相比，起步晚、起点低、发展慢。20世纪80年代后，系统的消毒供应理论体系才逐渐形成，专业的消毒供应管理人员开始出现，消毒供应中心的管理体制和形式在各大中型医院逐步完善。在卫生部的重视下，2009年《医院消毒供应中心规范》三项标准的出台实施及2016年修订版实施为中国消毒供应中心的建设和管理提出标准和要求，为推动消毒供应专业的发展提供了国家法规的有力支持。

集中式消毒供应中心（CSSD）已成为消毒灭菌物品管理的主流模式，消毒灭菌管理模式的改变带动了一系列工作内容的改变，逐步完善医院内感染控制的质量和管理，推动消毒供应专业的蓬勃发展。消毒供应作为一个独立部门、独立学科基本形成，消毒供应管理也开始有了标准的操作规范。

为此，本书在《医院消毒供应中心规范》三项标准的基础上汇集了全国各大医院的实践经验，将专业理论知识融汇于实践操作之中。本书共分八章，内容涵盖了消毒供应中心回收与分类、清洗、消毒与干燥、检查与保养、包装、灭菌、储存与发放、质量监测及追溯等操作技术内容，为提高医院消毒供应专科人员的理论水平、操作技能及解决问题的能力，更好实施全面质量控制，预防器械相关感染，使专科人员适应岗位需求，不断培养消毒供应专业人才，共建卓越的医院消毒灭菌供应团队。从整体上促进目前护理队伍向专业化的技术人才发展，对发展专科将起到长远的促进作用。

本书编写过程中，承蒙国家卫生健康委医院管理研究所医院感染质控中心、中华护理学会消毒供应委员会等有关部门及领导的支持和指导；并得到山东新华医疗集团的鼎力支持，在此表示衷心感谢。

由于时间仓促和限于编者的经验水平，本书内容可能存在不妥之处，恳请各位读者和同道提出宝贵意见，以促进我们不断改进。

编者

2021 年 1 月

目录

第三章 消毒与干燥技术

第四章 器械检查与保养技术

第五章　包装技术

第一章

回收与分类技术

学习目的

1. 熟悉个人防护要求及消毒隔离措施。
2. 掌握污染器械回收操作方法。
3. 正确使用回收工具及其处理的方法。
4. 掌握器械清点、分类的原则及操作流程。
5. 掌握各类器械分类及机洗装载的操作流程。

学习要点

本章主要介绍复用诊疗及手术器械、器具、物品的回收、分类原则及意义；不同回收工具特点及使用；并阐述了各类器械物品回收操作方法、步骤及质量标准要求。

第一节 回收运送

回收是指消毒供应中心收集、运送临床科室使用后经预处理的可重复使用诊疗器械、器具和物品的工作过程，包括回收工具准备、去临床使用科室器械暂存处收集和运送回消毒供应中心等内容。

回收工作是 CSSD 复用医疗器械再处理流程的起始环节，及时、安全的回收工作，可减少微生物繁殖，避免器械损坏，有利于器械清洗和加快器械周转，提高工作效率。

一、回收原则

1. 使用者应将复用的诊疗器械、器具和物品与一次性使用物品分开放置，复用的诊疗器械、器具和物品直接置于密闭的容器中，防止污染扩散，避免污物干涸增加清洗难度。

2. 评估手术器械清洗影响因素，按需要进行预处理。包括使用者将器械暂存前，要尽可能的清除血液、残余消毒液、污物等，当手术器械不能及时回收时，使用保湿剂处理，防止污物干涸。尤其是管腔类、多关节、结构复杂和精密器械等。

3. 根据临床需要确定回收时间和工具。消毒供应中心回收的过程，应根据临床科室使用情况，制定回收的时间，以减少器械回收等待时间。对精密器械使用有保护功能的回收工具。

4. 采用封闭方式进行器械收集运送。如使用密闭回收箱、回收车等，回收工具应有闭锁装置，能防渗漏、防散落。区域消毒供应中心或医疗消毒供应中心，回收距离较远时，可配置专用的机动车。

5. 不应在诊疗场所对污染的诊疗器械、器具和物品进行清点核查和交接。应将已封闭放置于回收盒或回收箱中的污染器械直接运送到消毒供应中心去污区清点、核查，以减少对污染器械反复接触，防止职业暴露和污染扩散。

6. 回收人员应严格执行标准预防措施。回收车备手消毒剂和手套，接触污染物品应戴手套，脱手套后和接触公共设施前做好手卫生，不污染医院环境。

7. 被朊病毒污染的诊疗器械、器具和物品，原则上一次性使用，气性坏疽及突发原因不明的传染病病原体污染的诊疗器械、器具和物品使用后应双层封闭包装并标明感染性疾病名称，由 CSSD 单独回收处理。

8. 回收污染器械的工具，每次用后应清洗、消毒、干燥备用。

二、回收工具及使用

复用诊疗器械、器具和物品类别繁多，回收时需要根据器械物品特点使用不同工具，才能满足要求。要根据医院条件，配置和选择适宜的工具，必要时使用保护装置，十分重要。常用的回收工具有回收箱、保护用具、回收车等。

（一）回收箱

回收箱主要用于使用后的临床诊疗、手术器械物品的回收。材质具有抗压、不易刺破，密闭性能完好并可密闭扎口，具有防液体渗漏、防散落，易清洗消毒等功能。为了有利于诊疗器械、器具和物品回收识别，常采用固定/活动的标识注明科室、单位、器械类别或用途；或以不同颜色区别（图1-1）。

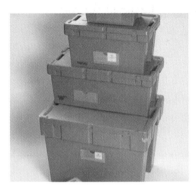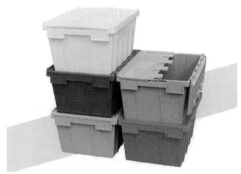

图 1-1 回收箱

（二）保护用具

保护用具主要用于精密器械、易损器械回收中的保护。如硬式内镜器械的目镜（图1-2）、口腔科的扩大根管针（图1-3）、眼科的精密器械等。具有缓冲、固定器械的作用。包括硅胶垫（图1-4）、带保护支架/卡扣的器械托盘/盒（图1-5），专科器械固定盒等。硅胶垫放置回收箱内可减少回收运送过程中颠簸震动造成的器械损坏。带保护支架/卡扣的器械托盘/盒可放置回收箱内一起回收。可避免回收运送时器械间的碰撞。

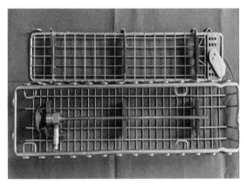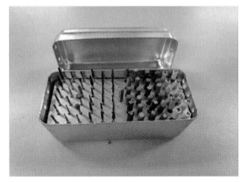

图 1-2 目镜器械盒　　　　　　　　图 1-3 扩大根管针器械盒

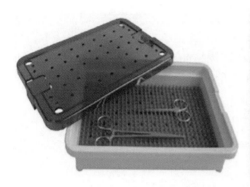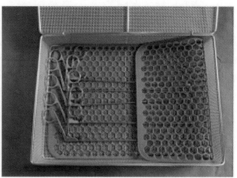

图 1-4 硅胶垫器械盒

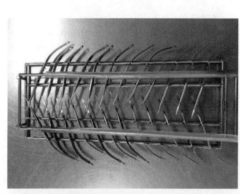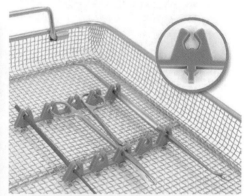

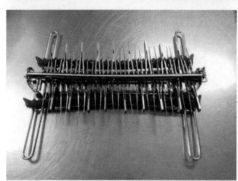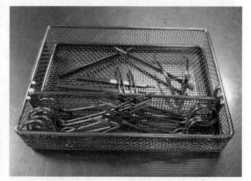

图 1-5 带有支架/卡扣的器械盒

（三）回收车

回收车主要用于手术器械、器具、物品的回收，体积超过回收箱尺寸无法用回收箱回收的器械物品。回收车材质应持久耐腐蚀，防锈，具备良好的防尘功能；操作舒适，易于推行；安全防护，避免意外碰撞造成人员伤害或物件损坏。车门可扣锁，车内根据回收箱的大小设隔板。车门打开的角度以 270° 为宜（图 1-6）。回收车上备手消毒剂、记录登记簿、薄膜手套或清洗手套（图 1-7）。

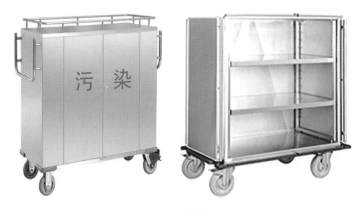

图 1-6　回收车

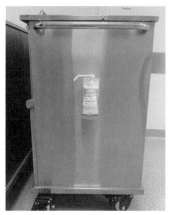
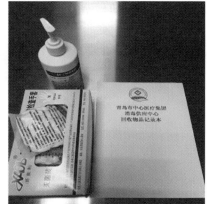

图 1-7　回收车上备物

（四）运输机动车

运输机动车车箱内设置空调，有温湿度计（图 1-8、图 1-9）。温度 <21℃，相对湿度 30%～60%。有对回收箱或回收车的固定装置，确保运输过程不发生倾洒。

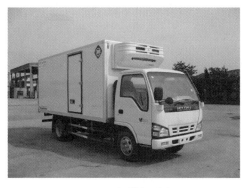
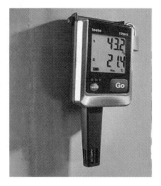

图 1-8　运输机动车　　　　图 1-9　车内温湿度计

三、回收方法

使用后的复用诊疗器械、器具、物品使用者应先做使用后预处理，然后放入回收箱或回收车封闭后暂存，再由消毒供应中心集中回收。回收包括收集和运送等步骤。

（一）使用后预处理

1. 使用过程中，如临床专科治疗过程、手术台洗手护士每次放下器械前，应将器械上沾的明显血块、组织物、腐蚀性药品和残留的消毒剂，及时擦拭清除。尽量减少生理盐水浸泡。使用后，要尽快去除大块污渍。其目的是：

（1）减少物品上微生物的数量。

（2）减少可能有利于微生物生长的养分。

（3）降低由气溶胶和喷溅引发的环境污染的可能性。

（4）将来自血液、盐、碘等对器械的损害降到最低。

因为后续用于去除这些污染物，需要增加的更强的清洗机械力或清洗剂等清洗过程。

2. 工作人员可根据实际情况选择预处理方法

（1）对有明显的血液、其他可见碎屑及污染物可使用湿的纱布或海绵擦拭，擦拭用物一次性使用或清洗消毒。

（2）管腔器械采用现场抽吸方法去除管腔内部的污染物。

（3）内眼器械使用后用无菌注射用水或纯化水预处理。

3. 使用后的器械若不能及时回收清洗，可使用保湿剂（图1-10）。理想的保湿剂宜使用经济，必须不能固定蛋白质，能防止腐蚀，不含醛类成分。泡沫型保湿剂喷洒在器械所有表面达到保湿清洗作用。浸泡型保湿剂，有消毒作用，可浓度监测，使用溶液有合理的重复使用次数，具体操作方法遵循产品说明书。

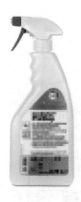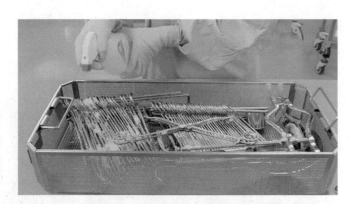

图 1-10 保湿剂

4. 操作人员要做好防护措施，采用不会引发交叉感染的方法去除污渍。如尽量减少使用冲洗的方法，避免水的飞溅，防止污染衣物、水池周边和其他表面。

（二）封闭暂存

1. 重复使用的诊疗器械、器具和物品经过预处理后，放置于专用回收箱/车中，暂存于临床使用部门限制区域，放置地点位置应固定，放置地有明显标识。所使用的容器应有明确的标识（文字或颜色），保持封闭状态。

2. 短时间存放的器械，可用使用后的包装材料包裹，置于回收箱/车内；较长时间存放的器械，可使用保湿剂，防止器械干涸。

3. 回收箱/车标明使用部门的名称和器械回收的清单，利于回收后器械物品清点和处理工作，避免器械混乱或丢失。

4. 专科器械（图1-11）、精密器械、特殊污染器械或急需器械等，宜设特殊标识加以注明。便于消毒供应中心针对性的处理。

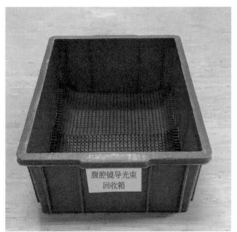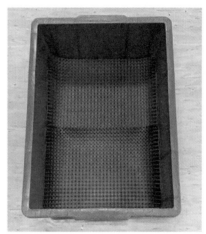

图 1-11　专科器械回收箱（内配硅胶垫）

5. 一次性使用物品应按照医疗废弃物处理规定进行处置和放置，不得放置于回收箱/车内。如一次性物品如纱布、棉球、胶布、缝线、引流管或针头、缝合针、刀片等锐器。

（三）回收运送

1. 本着及时回收原则，按规定时间、路线，在规定地点开展集中回收工作。

2. 不应在诊疗场所对污染诊疗器械、器具和物品进行清点。采用封闭方式直接将封闭回收箱放入回收车（图1-12），集中运送到消毒供应中心去污区进行清点、核查等处理，尽量减少反复接触、重复装卸等操作，减少职业暴露和环境污染。

3. 手术器械的回收，根据器械的特点需要选择保护用具等，尤其是硬式内镜的目镜、精密器械等器械。

4. 运送中回收箱应封闭。运送车内的物品放置须稳固，车门应保持关闭。

5. 回收人员接触回收箱及污染物品时，应戴手套或使用手消毒剂。做好手卫生。

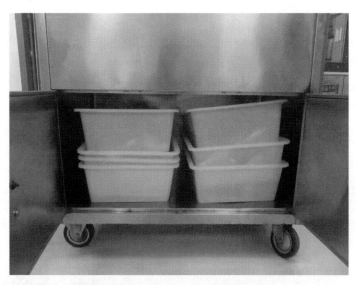

图 1-12　器械直接放入回收车封闭运送

四、常见器械物品的回收

主要用于消毒供应中心回收人员到各临床科室或手术室进行回收的操作。

（一）诊疗及专科器械回收

临床科室诊疗包和专科诊疗器械因包体积小、数量少，回收工具可使用封闭回收箱或回收车（表 1-1）。

表 1-1　诊疗及专科器械回收操作

操作步骤	操作要求及质量标准
1. 操作前准备	1. 着装符合外出工作要求。清洁工作服外加穿隔离服、外出工作鞋、戴圆帽（须遮盖全部头发）、外科口罩、手套等 2. 回收车、回收箱、物品回收申请汇总单、手消毒剂
2. 回收前评估	1. 评估回收物品所属科室的标识清晰、信息齐全（包括科室、物品名称、数量） 2. 评估回收车、回收箱的密闭性完好 3. 评估有无特殊回收器械标识（感染器械、急用、易碎、勿压等）
3. 回收	1. 根据物品回收申请单到各科室回收物品 2. 回收人员按照回收物品的规定时间、指定路线和回收区域进行物品的回收 3. 回收箱的盖子应盖紧封闭，避免污染扩散。不得污染医院环境和回收人员，必要时戴防护手套 4. 回收过程中要求一科室一手消毒，拿取回收箱放置于封闭回收车内，用快速手消毒液消毒双手 5. 回收车推送至消毒供应中心去污区

续表

操作步骤	操作要求及质量标准
4. 注意事项	1. 禁止在科室内拆包清点物品,将物品回收至消毒供应中心去污区清点 2. 若戴手套回收,回收后立即脱掉手套,严禁用戴手套的手推车或接触公共设施 3. 回收车内的物品放置稳固,特别是贵重、精密器械应与常规器械分开放置,应避免运输过程中的挤压、晃动,车门应保持关闭状态 4. 回收人员应与去污区人员交接回收器械情况,精密器械、急用器械、易碎器械等应着重交接

（二）手术器械的回收

手术器械的回收可通过院内通道回收,也可通过消毒供应中心与手术室间设置的专用污染电梯或专用通道进行的回收操作。手术器械若体积较大,回收工具只能用封闭回收车（表 1-2）。

表 1-2 手术器械回收操作

操作步骤	操作要求及质量标准
1. 操作前准备	1. 着装符合外出工作要求。清洁工作服外加穿隔离服、外出工作鞋、戴圆帽(须遮盖全部头发)、外科口罩、手套等 2. 回收车、回收箱、物品回收申请汇总单、手消毒剂
2. 回收前评估	1. 评估使用后手术器械应封闭完好,标识清晰、信息齐全(包括器械名称、手术房间等),贵重精密及特殊手术器械应具有警示标识 2. 评估有无特殊标识,如感染、急用、易碎等 3. 评估回收车、回收箱的密闭性完好 4. 评估手术器械内是否配有手术清单
3. 回收	1. 回收人员按照回收器械的规定时间、指定路线和回收区域进行手术器械的回收 2. 使用后的手术器械应封闭放入回收车,避免污染扩散;若使用硬质容器,使用后手术器械应与硬质容器一同放入回收车 3. 回收人员确认回收车内器械与回收单一致。检查回收车门应保持关闭状态 4. 将回收车推送至消毒供应中心去污区
4. 注意事项	1. 禁止在手术室内拆包清点,将手术器械回收至消毒供应中心去污区清点 2. 若戴手套回收,回收后立即脱掉手套,严禁用戴手套的手推车或接触公共设施 3. 回收车内的物品放置稳固,特别是贵重、精密器械应与常规器械分开放置,应避免运输过程中的挤压、晃动,车门应保持关闭状态 4. 回收人员应与去污区人员交接回收器械情况,精密器械、急用器械、易碎器械等应着重交接

五、回收工具清洗、消毒与存放

（一）机械清洗消毒

1. 回收工具清洗消毒。首选使用大型清洗消毒器,清洗消毒及干燥一并完成,清洁存放（表 1-3）。

表 1-3 回收工具机械清洗消毒操作

操作步骤	操作要求及质量标准
1. 操作前准备	1. 着装符合去污区工作要求。清洁工作服外加穿防护服、专用鞋、戴圆帽（须遮盖全部头发）、外科口罩、手套、护目镜或防护面罩等 2. 按照回收工具清洗数量配备清洗装载架 3. 医用清洗剂、必要时备手消毒剂
2. 清洗前评估	1. 评估水、电、蒸汽、压缩空气等供应正常；确认清洗剂充足 2. 评估清洗舱内清洁及门封圈完好情况 3. 评估清洗架清洁度、喷臂旋转自由度、各喷孔通畅度 4. 评估回收工具污染情况，必要时预处理 5. 评估回收工具是否耐受清洗消毒温度或是否会储水而影响清洗机正常工作 6. 评估手消毒液等用物是否取下
3. 清洗	1. 将清洗器舱门开启 2. 装载 有序装载待清洗的回收工具。清洗回收箱(图 1-13)：封闭回收箱盖子打开或箱体与盖子分开放置，箱体倒扣，盖子有序放置在清洗架上，严禁重叠；清洗回收车(图 1-14)，打开回收车门，直接推进大型清洗机，放置稳妥即可 3. 选择对应清洗程序 4. 清洗过程中观察清洗运行情况，清洗周期结束后监测物理参数符合要求 5. 程序结束后打开清洁侧舱门，卸载回收工具，有序放置在存放间或指定的存放架上 6. 将清洗架推回舱体，关闭舱门，回到待机状态
4. 注意事项	1. 每个清洗周期都须监测物理参数是否合格 2. 回收箱摆放时不可超出清洗架边缘，摆放后不影响喷臂旋转，要求喷臂旋转平衡。回收箱身应倒扣斜放，不可叠放，盒盖翻折固定于盒身侧边 3. 回收车清洗时车门应打开，用扎带或锁扣等工具固定，直接推送至大型清洗机内 4. 做好清洗机日常清洁保养工作(清洗舱、底部过滤网和载物车)

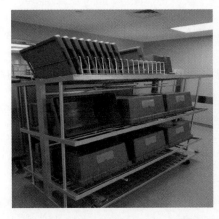
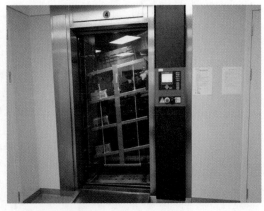

图 1-13 机械清洗回收箱

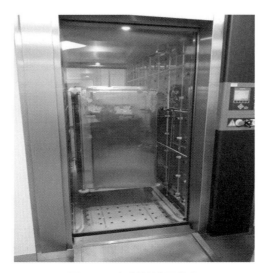

图 1-14 机械清洗回收车

    2. 手工清洗消毒。没有机械清洗条件，可使用手工清洗消毒及干燥方法。清洗间配置（图 1-15）专用的清洗设施（高压水枪、气枪），可用清水、清洁剂和消毒液进行冲洗消毒，擦拭。回收箱内有明显血液时，应使用浸用消毒液擦布对污染局部先去除，再清洗（表 1-4）。

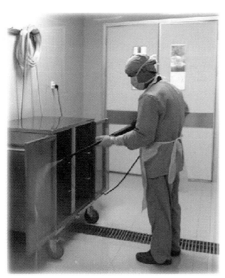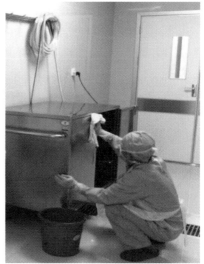

图 1-15 清洗间

表1-4 回收工具手工清洗消毒操作

操作步骤	操作要求及质量标准
1. 操作前准备	1. 着装符合去污区工作要求。清洁工作服外加穿防护服、专用鞋、戴圆帽(须遮盖全部头发)、外科口罩、手套、护目镜或防护面罩等 2. 清洁擦布、清洗设施、清洗水枪、含氯消毒剂或酸性氧化电位水、回收箱的储物架、医用清洗剂、必要时备手消毒剂
2. 清洗前评估	1. 评估消毒剂的浓度及酸性氧化电位水的电位值 2. 评估测试配置的化学消毒剂是否合格,含氯消毒剂500～1 000mg/L;使用酸性氧化电位水其有效氯成分指标达到有效氯含量为(60+10)mg/L,pH 2.0～3.0;氧化还原电位(ORP)≥1 100mV;残留氯离子<1 000mg/L
3. 清洗	1. 回收箱或回收车有明显血液时,应使用浸用消毒液擦布对污染局部先去除,再清洗 2. 回收箱 采用消毒液擦拭或浸泡的方法进行处理,然后用清水冲洗(图1-16) 3. 回收车 从污染较轻的部位开始擦拭,顺序为车体外部(由上至下、车门扶手处重点清洗)→车内(由上至下);消毒:用消毒剂擦拭消毒,再用清水彻底冲洗或擦拭
4. 干燥及储存	1. 回收车 清洁布擦拭回收车内(由上至下)→擦拭车体外部(由上至下)→车轮自然沥干或擦拭 2. 回收箱 用清洁的布擦拭干燥后放储存架上,存放于清洁区域
5. 注意事项	1. 操作过程中防止职业暴露及污染周围环境 2. 对于明显血迹、污渍、锈迹和其他污染物,使用专用清洗工具和清洁消毒剂进行彻底清洁 3. 回收工具存放间应有良好的通风,保持干燥 4. 不具备机械清洗消毒及干燥条件时,存放间要配置机械通风的条件

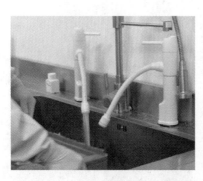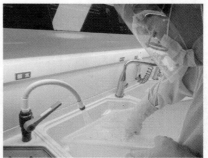

图1-16 酸性氧化电位水消毒回收箱

第二节 接收分类

接收分类是清洗环节的第一步,是保证器械能有效清洗从而达到预期的清洗质量目标。

接收的目的是为了保证科室间器械交接的正确性，防止器械遗失。接收包括交接与清点。

分类的目的是保证器械采用正确的清洗方法，提高清洗质量和效率，防止器械因不正确的清洗方法和过程以致损坏。清洗方法的选择和清洗操作规程是依据器械生产商提供的符合 YY/T 0802 要求的说明书而制定的。消毒供应中心在器械分类时应依据器械特点以及后续要采用的清洗方法和处理流程进行分类。

一、接收分类原则

1. 接收由回收人员与接收人员根据回收清单或手术器械清单在消毒供应中心去污区进行器械交接清点。

2. 分类前需评估器械污染物的性质及污染程度、精密程度；根据器械产品说明书判断器械是否耐湿耐热、是否可拆卸，是否能超声清洗等。

3. 接收清点、分类操作时应执行标准预防。戴防刺伤手套或双层手套，应严格执行手卫生和职业防护要求。

4. 贵重和精密器械接收清点、分类时，应检查其主要功能是否完好。如光学目镜、光纤等器械，发现数量、功能有异常情况，需双人进行清点核查确认，及时与临床科室联系，并在规定的时间与使用者进行报告和沟通，并记录在案。

5. 机械清洗的器械应使用正确的装载架，各类器械摆放有序。已拆卸的部分应放于精细器械筐内；器械应充分打开关节，确保器械表面、管腔、缝隙和小孔等处，能够充分的接触清洗介质（水和清洗剂）的浸泡或冲洗。

6. 内眼器械、口腔科的扩大根管针等细小器械，分类时应有适宜的盛载容器，防止丢失。

二、接收分类方法

1. 分类方法符合清洗方法及再处理流程需要，有利于清洗质量控制，不造成器械丢失或损坏。分类方法包括以手术器械包为单位、以污染物的类型及性质、以器械预期的处理方式，如机械清洗（清洗消毒器/超声波清洗器）或手工清洗、以器械物品材质及精密程度等进行分类处理。

2. 分类应配置器械分类需要的器械清洗筐篮、器械支撑架、清洗架、转运车、分类标识、医疗废物收集容器、锐器盒、锐器伤急救包、记录表格等。有条件时，可设置摄像、扫描装置进行器械回收确认及记录存档。

3. 已建立信息追溯系统，可通过器械扫描装置完成器械清点分类工作。对存在的问题，做好记录，定期统计分析。

三、接收分类注意事项

1. 工作环境应整洁、光线充足。

2. 接收清点、分类结束后，及时对操作台面物表及用具进行清洗消毒。

3. 正确使用分类标识，以满足后续再处理操作需要。

四、分类工具及使用

借助各种工具，使分类准确一步到位，有利于提高工作效率。

（一）分类操作台及使用

分类操作台（图 1-17）是用于污染物品的接收清点、分类、检查等，应防止器械掉落。

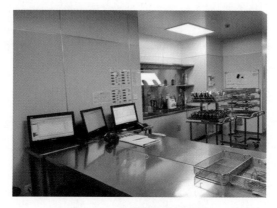

图 1-17　分类操作台及用物

（二）器械支撑架及使用

器械支撑架（图 1-18）是用于各类手术钳、手术剪的整理，可在器械分类时选择使用。起到撑开器械关节，固定器械，防止扭结，避免器械损坏的作用。

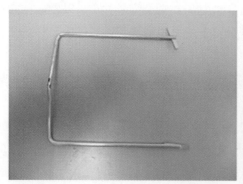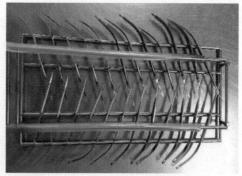

图 1-18　器械支撑架

（三）清洗篮筐及使用

清洗篮筐（图 1-19）可用于装载各类器械，是器械清洗、分类、装载的主要工具。具有保护器械，利于清洗操作，便于器械组合等功能。使用时可将器械支撑架串联器械摆放在器械篮筐中；也可直接将器械摆放在清洗篮筐中，充分打开关节。

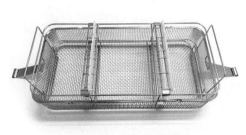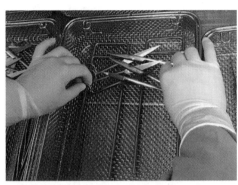

图 1-19 清洗篮筐

（四）带盖、精密篮筐及使用

带盖、精密篮筐（图 1-20）是用于装载较小的器械或零部件，防止清洗等操作中的丢失。

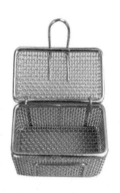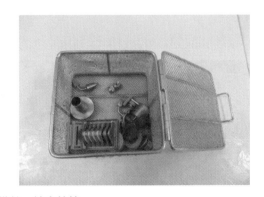

图 1-20 带盖、精密篮筐

（五）清洗装载架及使用

清洗装载架是清洗消毒器的辅助部件。常用的清洗架有：①器械清洗架，有的设有管腔冲洗接头和固定夹，用于管腔类器械的冲洗；②呼吸机管路清洗架（图 1-21）；③碗、盘清洗架（图 1-22、图 1-23）；④腔镜器械清洗架（图 1-24）；⑤器皿清洗架；⑥硬质容器清洗架（图 1-25）等。

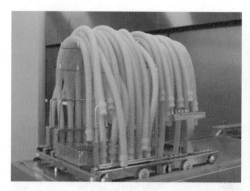
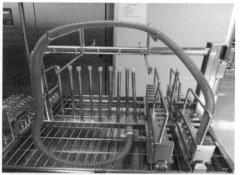

图 1-21 呼吸机管路清洗架

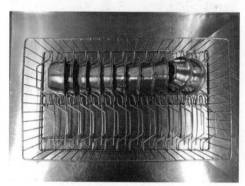
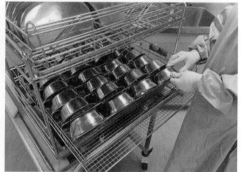

图 1-22 药碗清洗架

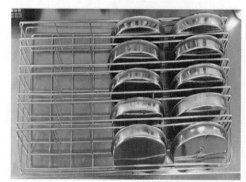
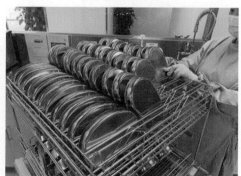

图 1-23 弯盘清洗架

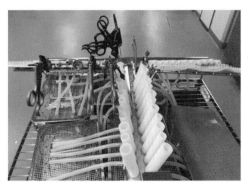
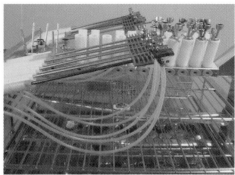

图 1-24　腔镜器械清洗架

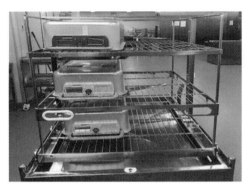
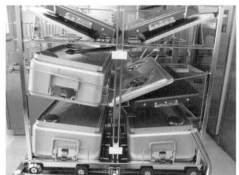

图 1-25　硬质容器清洗架

（六）分类标识及使用

分类标识是用于区分器械的所属科室、拆卸器械、成套器械分篮筐装载等情况的识别标志。使用方法如下：

1. **标明清洗方法**　标识放置在清洗筐篮中，标识对应清洗所用方法（手工清洗或清洗设备序号）便于清洗后的质量记录（图 1-26）。

2. **标明拆分器械**　用于组合器械拆分后标识。使用相同符号的标识，分别放置在分装器械清洗筐篮中，便于器械清洗后配套组装，提高操作效率，防止器械混乱（图 1-27）。

3. **标明器械归属部门**　用于不同使用部门使用相同器械的分类。满足临床器械使用及管理需求（图 1-28）。

4. **标明需紧急或其他特殊需求的处理**　便于优先处理，满足临床使用需求（图 1-29）。

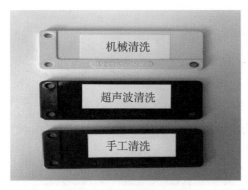

图 1-26　标明清洗方法

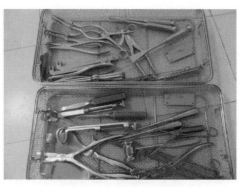

图 1-27　标明拆分器械

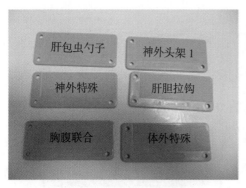

图 1-28　标明器械归属部门

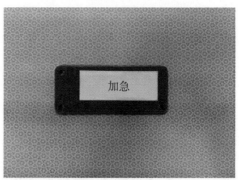

图 1-29　标明特殊需求

五、接收分类操作方法

适用于消毒供应中心去污区进行的器械接收清点与分类操作（表 1-5）。

表 1-5　接收分类操作

操作步骤	操作要求及质量标准
1. 操作前准备	1. 着装符合去污区工作要求。清洁工作服外加穿防护服、专用鞋、戴圆帽(须遮盖全部头发)、外科口罩、手套、护目镜或防护面罩等 2. 清洗篮筐、分类标识、锐器回收盒及医疗废物容器,备物体表面消毒剂、手消毒剂
2. 接收分类前评估	1. 评估分类回收的器械。内容包括器械的污染物的类型及性质、预期的处理方式、器械材质及耐湿耐高温程度、器械的精密程度等 2. 评估是否为特殊感染器械,应单独进行处理
3. 接收分类	1. 按照器械清点单核对器械的名称、数量及规格,并记录 2. 核查器械的完好性 3. 根据分类要求放置各种标识。确认特殊标识,如急用的器械优先清点并处理 4. 根据材质分类　对湿、热的敏感度进行分类;耐热耐湿及不耐湿不耐高温类器械分开放置;带电源类器械、玻璃器皿应单独放置清洗筐篮中

操作步骤	操作要求及质量标准
3. 接收分类	5. 根据结构分类。分为平面类、齿类、关节类、管腔类器械,结构复杂需要拆卸的器械,拆卸后细小配件放于带盖的清洗密纹篮筐中,同一套器械放置同一个清洗筐篮中;关节类器械将轴节充分打开,排列于清洗篮筐内 6. 根据器械量分类 成套的手术器械量过多,需要多个器械篮筐放置时,分别做好标记 7. 根据临床使用需求分类。消毒后直接使用与消毒后需要继续灭菌器械物品应分类,分别进行处理;按器械归属部门、使用需求的急缓程度分类 8. 根据器械精密贵重程度分类。单独分类放置,采用专用的精密器械装载容器或保护用具,如硬式内镜、口腔科手机、显微手术器械等 9. 根据器械清洗方式分类。手工清洗、机械清洗,或需要常规清洗前预处理,如污染程度重、污渍干涸、需要除锈等 10. 根据清洗程序分类。器皿类、器械类、管路类以及是否使用润滑剂等
4. 注意事项	1. 机械清洗的器械分类放置时,应符合正确装载要求。腔镜类器械要先手工预处理,再选择专用清洗架,确认管腔清洗接头与器械注水孔衔接完好。药碗、弯盘等容器装载时应斜搁、倒置 2. 器械清点有异常应两人复核,及时反馈临床或手术室,协调沟通,并在记录单上签字 3. 遵循器械产品说明书及清洗设备说明书分类拆卸和确定清洗方式 4. 清点分类后及时进行分类台的整理,有血渍污染应及时擦拭消毒

第二章

清洗技术

学习目的

1. 熟悉清洗的概念和基础知识、清洗工作环境及清洗用具。
2. 熟悉医用清洗剂的适用范围和使用方法，便于正确选择使用各种医用清洗剂。
3. 掌握常见器械清洗的操作步骤、操作要点及质量标准。

学习要点

本章介绍了清洗的基本概念和清洗工具；医用清洗剂的适用范围及使用方法；常见器械的清洗操作步骤、操作要求及质量标准。

器械物品消毒灭菌前应先彻底清洗，并遵循及时、正确和有效的原则。

一、清洗的概念

清洗是去除医疗器械、器具和物品上污物的全过程，包括冲洗、洗涤、漂洗和终末漂洗，这仅仅是工作流程的表达。在清洁操作中，最终结果受四个相互依赖因素影响，这些因素被归为 sinner's 循环（图 2-1）。即化学作用、温度、机械力和持续时间。如果其中一个因素减少，它必须通过增加一个或多个其他因素来补偿这种损失。由于医疗器械种类、结构、材质、污染物种类的性质和程度有很大差异，因此，只有四个因素协调一致，才能得到最佳的洗涤效果。机械湿热消毒也是一个连续完成过程，需要温度和时间的完整程序设置，清洗消毒后达到高水平消毒或中水平消毒。

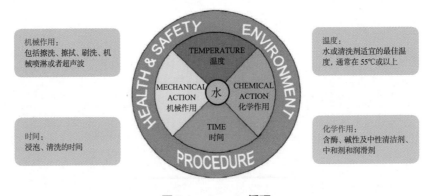

图 2-1　sinner's 循环

1. 化学作用是溶液中的水＋清洗剂产品的作用，包括医用清洗剂和漂洗辅助剂。如水，中性、酸性或碱性医用清洗剂以及其他专用清洗剂。清洗剂在医疗器械的清洗过程中具有吸附、润湿、渗透、乳化、分散、起泡、增溶等多种性能，使不溶性的污物直接转化为可溶解的污物而溶解，利用吸附的方法将污物从器械上剥离。清洗剂和污物发生化学反应，洗涤去污过程往往是这些功能综合作用的结果。

水作为溶液要求其硬度及重金属粒子的浓度不会对器械的污染；医疗清洗剂要求对人体没有危害，对器械没有腐蚀，可以有效去除污垢。针对污物的类别不同，清洗剂的性能有所不同，如用于有机污染物的含酶清洗剂，碱性清洗剂去污垢及有机污染物的作用更强。快干增亮剂及润滑剂等用于器械保护和维持器械良好功能，使器械的关节保持灵活、加快清洗后的干燥进程、增亮器械处理等特殊功效。除垢剂和除硅酸盐清洗剂也是 CSSD 常用于设备内腔等的清洁。因此，要根据医疗器械的材质、污染物品的种类、污染的程度、处理的时间间隔、清洗的方式、所选择的程序、使用的水质及所要达到的目的等各个方面来选择相应的清洗剂。

2. **理想温度** 在清洗中，温度可能提高清洗剂的去污效能。不同清洗剂对温度的要求有所差异，遵循产品说明书的要求控制使用过程的水温，对结果有直接影响。如碱性清洗剂对蛋白溶解作用随着温度升高而增加。一般情况下，在 55℃或更高温度下，脂肪才能被有效去除。

3. **作用力** 又称为机械力。机械力可以促进清洗过程液体流动而加快化学清洗的进程，提高了污垢被溶解、乳化和分散的效率，还对污垢产生压力、冲击力、摩擦力等，有清除污垢的作用。全自动清洗消毒器的机械清洗、超声清洗、压力水枪及手工刷洗等都是清洗工作中机械力作用的体现。

4. **持续时间** 时间对清洗效果的提高非常显而易见，也特别容易理解。但要注意，延长时间虽有利于清洗效果，但过长时间会造成被清洗物品基体的损坏，也会增加清洗成本，所以一定要把握"度"。

总之，清洗质量会受多种因素的影响，建立良好的清洗工作流程，规范清洗流程中每一环节的技术和方法，是保证清洗质量的重要环节。

二、清洗的目的

1. 去除有机／无机污染物，如：残留组织、血液、油污和外来的微粒，通过有效的清洗技术，去除器械所有的污染物，提高消毒与灭菌效果。

2. 防止器械腐蚀。使用后的医疗器械会被血液、黏液及体液污染，这些污染物长时间的停留会对器械形成氧化腐蚀，及时的清洗可减少器械的损坏。

3. 降低环境与人员的污染。正确清洗可去除医疗器械、器具和物品上大量的微生物负荷，保证在漂洗、消毒过程中，工作人员操作的安全性，降低发生职业暴露的可能。

三、清洗的工作环境

污染器械清洗过程是在消毒供应中心的去污区内完成。去污区是医院污染器械集中处置的地方。

1. 去污区应具有良好的通风条件，可采用自然通风或必要的机械通风设施，不宜使用风扇通风，去污区缓冲间应配有符合要求的洗手设施及洗手方法的指引。

2. **清洗工作区域的环境要求** 温度 16～21℃；相对湿度 30%～60%；换气次数≥10 次／h。

3. 照明是安全的工作环境必不可少的一部分，也是清洗过程中的关键因素，清洗的工作区域的照明应满足清洗操作和检查器械的需要，WS 310.1—2016 中规定清洗池最低照度不能低于 500lx，平均照度为 750lx，最高可达 1 000lx。

4. 清洗工作区域的天花板、墙壁应无裂隙，不落尘，便于清洁和消毒；地面与墙面踢脚及所有阴角均应为弧形设计；电源插座应采用防水安全型；地面应防滑、易清洗、耐腐蚀；地漏应采用防返溢式；污水应集中至医院污水处理系统。

第二节　医用清洗剂

根据 WS 310.1—2016，医用清洗剂应符合国家相关标准和规定，包括碱性清洗剂、中性清洗剂、酸性清洗剂与酶清洗剂。根据器械的材质、污染物的种类，选择适宜的清洗剂，使用遵循厂商产品说明书。

医用清洗剂是用于增强水对医疗器械、器具及其他相关物品上污物清洗效果的化学制剂。任何残留有机物都会妨碍微生物与灭菌介质的有效接触而影响灭菌效果，灭菌不能去除热源、血污和微粒，完善的清洗才能确保灭菌效果，医疗器械在灭菌前必须彻底清洗干净。因此，正确选择医用清洗剂是器械清洗的重要环节。

一、医用清洗剂的分类

（一）酶清洗剂

1. **作用原理**　酶清洗剂，指含有一种或多种酶的清洗剂。酶是由活细胞生成的一种具有"活性"的高分子量的蛋白质。酶的作用特性是对象专一性和饱和性。专一性，即只对某种或某类底物起作用；饱和性，即当酶分解掉一个底物后还能够从底上分离下来去作用另一个底物，是它以重复作用的方式起作用，能快速分解多种有机污染物。单酶清洗剂只含有蛋白酶的清洗剂。双酶清洗剂除含有蛋白酶外，还含有脂肪酶或淀粉酶或纤维素酶的清洗剂。多酶清洗剂除含有蛋白酶和脂肪酶外，还含有淀粉酶或/和纤维素酶的清洗剂。

酶清洗剂有较强的去污能力，能快速分解蛋白质等多种有机污染物。对血液、脂肪与蛋白质的清洗达到较好的清洁效果。使用时酶清洗剂时，应按照酶清洗剂的产品说明书选择合格的 pH 和温度，才能达到最佳的预期效果。

2. **适用范围**

（1）适用于各类清洗方法，如手工清洗、机械清洗。

（2）主要用于有机物污染的各类手术器械。

（二）中性清洗剂

1. **作用原理**　中性清洗剂，以表面活性剂为主，用于去除器械物品上的蛋白质、脂肪等污垢，pH 6.5 ~ 7.5，对金属无腐蚀性，有较好的去污的作用。

2. **适用范围**　中性清洗剂适用于各类材质医疗器械物品的清洗，包括塑胶制品、含软金属（金银铜铁铝）的高精微手术器械，尤其适用于贵重精细的医疗器械，可作为预浸泡、保湿的溶液。

（三）酸性清洗剂

1. **作用原理** 酸性医用清洗剂 pH<6.5，对无机固体粒子有较好的溶解去除作用，对金属物品的腐蚀性小。酸性清洗剂就是我们通常说的除锈剂、除垢剂，如高效中和剂（磷盐酸）、中和剂（柠檬酸）、草酸等。酸性清洗剂通过与锈渍、水垢产生化学反应，对无机固体粒子如氧化铁、铬、钴等附着于器械表面的无机离子能游离于酸性溶液中，使不溶于水的锈渍、水垢分解成溶于水的物质，从而对无机物的污染达到较好的清洁效果，利于处理金属着色等清洗中出现的问题。对稀释溶液的水质要求较低。

2. **适用范围** 主要用于清洗无机物的污染，如金属器械物品表面、清洗消毒器及灭菌器腔体表面的金属着色、水垢等。

（四）碱性清洗剂

1. **作用原理** 碱性医用清洗剂 pH>7.5，对各种有机物有较好的去除作用，对金属腐蚀性小，不会加快返锈现象。碱性清洗剂对有机物的溶解作用较好，温度增加时能加速蛋白质溶解，对常见的脂肪类、血液、黏液及微生物的污染物能达到良好的清洁效果。

2. **适用范围** 主要用于清洗有机物污染的器械，对明显有机物污染器械应首选碱性清洗剂，如被脂类污染的器械、新购置首次清洗的器械等。

二、医用清洗剂的使用

1. 使用前根据说明书的要求检查清洗剂外观质量，清澈透明，不分层，无悬浮物或沉淀，无异味，在使用效期之内。

2. 手工清洗时，清洗剂应现用现配，清洗剂要根据厂家使用说明要求的温度和浓度进行稀释和使用，使用过程中应尽量保持水温，并一用一换。

3. 机械清洗时，应按照清洗剂厂家使用说明的浓度要求设置抽液剂量，首次使用时应核查抽液泵剂量的准确性。

4. 中性清洗剂可作为预处理保湿的溶液，浸泡时间 > 24 小时，对于已干涸的污染物，可用中性清洗剂按比率稀释后喷洒在污染部位或直接将器械浸泡于其中 3 ~ 5 分钟后，再进入后续清洗步骤。

5. 碱性清洗剂随着温度的升高，对有机物的溶解效能越大，一般在 50 ~ 80℃的温度范围内使用。

三、医用清洗剂使用注意事项

1. 软式内镜、含软金属（金银铜铁铝）的精密手术器械慎用碱性清洗剂。

2. 清洗剂请勿直接接触皮肤，如不慎碰触请用清水冲洗，必要时就诊。

3. 内眼手术器械慎用酶清洗剂。

四、医用润滑剂

（一）作用原理

医用润滑剂应为水溶性，与人体组织有较好的相容性，不应影响灭菌介质的穿透性和器械的机械性能。

医用润滑剂主要成分是符合药典要求的矿物油，离子型的乳化剂，附着在器械上形成一层保护膜，隔绝器械表面材料与空气中氧气的接触，有效防止器械生锈。金属器械表面经过润滑剂的处理，可形成表面憎水层，从而减少透水性和吸水性，并且不会破坏金属材料的透气性、机械性及其他性能。优质的润滑剂应具有很低的表面张力、较高的表面活性、高度的疏水性和抗剪切力性能好的优点。

（二）使用范围

适用于带有关节、锁扣及滑动部位等各类复用金属器械的润滑保养。

（三）使用方法

1. **手工润滑** 按说明书的要求使用，对需要配制的用纯化的水稀释。大批量器械润滑时，将清洗干净的器械关节充分打开后放入配置的稀释液中浸泡，取出器械后进行干燥处理。对精密器械或少量器械进行补充润滑保养时，使用手工医疗器械喷雾型润滑防锈剂，无须稀释，直接喷洒在器械需要润滑处，特别是器械关节。

2. **机械润滑** 按照产品说明书要求，在选择的清洗程序中设置，清洗消毒器在漂洗时自动抽取润滑剂。

（四）注意事项

1. 应根据器械和医用润滑剂的厂家说明书正确选择和使用润滑剂。
2. 牙科手机及电动工具应使用与之配套的润滑剂。
3. 植入物不需使用润滑剂。

第三节 清洗用水

一、水质要求

水是溶液，也是一种润湿剂，是清洗过程中的一个重要介质。WS 310.1—2016 的规定，清洗用水应有自来水、热水、软水、经纯化的水。自来水水质应符合 GB 5749 的规定；终末漂洗用水的电导率 ≤ 15μS/cm（25℃）。

（一）自来水

自来水是对天然水进行卫生处理，达到生活饮用水标准的水。其质量应符合《生活饮用水检验标准方法无机非金属指标》（GB/T 5750.5）和《生活饮用水卫生标准》（GB 5749—85）。在《生活饮用水卫生标准》（GB 5749—85）中规定了 35 项水质量标准，包括细菌学指标、毒理学指标、感官性状和一般化学指标以及放射性指标。自来水 pH 为 6.5 ~ 8.5；饮用水细菌总数每毫升不超过 100 个，总大肠菌群每升不超过 3 个；硬度为 450mg/L。

自来水是器械、器具和用具清洗的基本用水，用于手工清洗的冲洗和清洗，以及制备软水和纯化水的水源。

（二）软水

软水指的是不含或含较少可溶性钙、镁离子的水，是自来水经过离子交换等方法软化处理而成。软水可用于器械清洗、漂洗，但不能用于终末漂洗。

（三）纯化的水

纯化的水是通过离子交换法、反渗透法或其他适宜的方法制得的水，不含任何附加剂。WS 310.1—2016 规定终末漂洗用水应符合电导率 ≤ 15μS/cm（25℃）。为了保证纯化的水水质，制水设备上宜设有水质主要指标的适时显示装置，操作人员还应定期观察并记录水质指标。纯化的水主要用于医疗器械、器具和物品的终末漂洗及湿热消毒。

二、水质对清洗质量影响

水中含有许多杂质，即使是经过市政水处理厂处理过的自来水，也是如此。任何来源的水，通常含有矿物质，溶解固体物、颗粒物、气体、有机和非有机化学物。有些水源还含有细菌、藻类和寄生虫。这些物质会妨碍清洁和灭菌过程，而且在某些情况下，某些物质会损害器械表面，缩短器械使用寿命。

固体物包括铁、硅酸盐、钙和镁，它们会影响器械清洗后的外观，会在器械表面形成水渍，结下浅蓝色或彩虹色的粉状物。在干燥后，水渍会在清洗消毒器内腔和器械表面呈现水渍或灰色块状；而水中的铁和硅酸盐元素会在器械表面和清洗消毒器内腔形成蓝色或彩虹色的水渍，白色沉积物和粉状渍是由于钙、镁离子造成的，这些离子就好像人体动脉系统的脂质斑块，会对清洗消毒器的管道系统和阀门产生相同的影响。

水的酸度或碱度（pH）对清洗过程有重要影响，因为器械本身也具有特定的 pH，所以水会与器械相互作用。如果水和器械的 pH 都相同，最终它们的 pH 也不会发生改变。但是，如果不同，最终的 pH 将发生改变。纯水的 pH 应该在 6.5 ~ 7.5。

水都存在氯化物。氯化物有许多种，包括氯化钠、氯化钾及氯化铵。大多数自来水的氯化物浓度在 400ppm 以上。清洗用水中的氯化物理想浓度是不高于 100ppm。如果氯离子浓度太高，氯离子就会借助器械表面的某个弱点，作用到金属内芯，让腐蚀加速。可以用氯化物测试剂来检测水中的氯化物浓度。将特定量的要检测的水装入一个瓶子中，然后滴入几滴测试剂，水会变成某种颜色，这时可以和比色图表做比较，来确定水的氯化物浓度。

第四节 清洗设备与工具

WS 310.1—2016 中规定清洗应配备机械清洗设备如全自动清洗消毒器、超声波清洗器、压力气（水）枪等，以及各种的手工清洗工具，如不同型号的清洗刷、清洁擦布等。

一、全自动清洗消毒器

全自动清洗消毒器是通过全自动控制系统对器械或物品进行预洗、主洗、漂洗、湿热消毒等一系列过程，完成清洗和湿热消毒的清洗消毒设备。包括单舱清洗消毒器（图2-2）、多舱清洗消毒器（图2-3）、大型物品清洗消毒器（图2-4）。清洗步骤包括：预洗、主洗、漂洗、终末漂洗、湿热消毒、干燥；多舱清洗消毒器可含有超声清洗步骤。

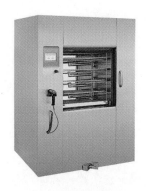
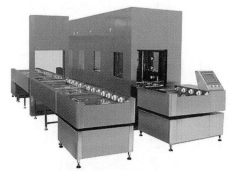
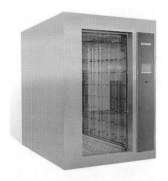

图 2-2　单舱清洗消毒器　　　图 2-3　多舱清洗消毒器　　　图 2-4　大型物品清洗消毒器

（一）工作原理

全自动清洗消毒器是通过自动控制清洗舱内的水流量、水压、水温、清洗剂剂量及步骤等重要参数，并使物品在所要求的温度下维持一定的时间，实现清洗和消毒的目的。物品在清洗消毒器中可以自动完成从清洗、消毒到干燥的全过程处理。全自动清洗消毒器的工作介质为水和清洗剂，通过机械力清除污物达到清洁，再通过热力方式凝固和氧化微生物的蛋白质而实现对器械或物品的消毒。

（二）适用范围

可用于耐水、耐热材质器械物品的清洗消毒，例如金属类、耐热塑料、玻璃等。通过专用清洗装载架，进行常规器械、精密器械、管腔器械等各种结构器械的清洗，处理效率高。大型物品清洗消毒器主要用于运送工具、硬质容器及大件器械物品的清洗消毒。

（三）使用方法

依据设备厂商使用说明书。

（四）注意事项

1. 清洗消毒器可用于各种耐湿及耐受 90℃以上温度的物品的清洗消毒。

2. 使用清洗消毒器应遵循产品使用说明 / 指导手册或厂家制定的技术操作规程，做好个人防护，避免烫伤。

3. 设备每次启动前应进行开机检查，确认水、电、蒸汽、压缩空气等参数符合要求，检查清洗剂及润滑剂足量，检查清洗消毒器及装载架的喷淋臂转动灵活，清洗舱及出水口无异物。

4. 根据物品的种类选择不同的清洗装载架和程序。

5. 正确装载物品，物品的摆放要确保能充分接触水流，以保证有效清洗。

6. 应按正确的方向将清洗装载架推入清洗舱内，不能反推。

7. 运行过程中，操作人员不得远离设备，应密切观察设备的运行状态，如有异常，及时处理。

8. 应按要求做好设备及环境的清洁、日常维护和定期维护。

二、超声波清洗器

超声波清洗器是一种将高频的声波转变成机械性的振动，使附着在器械上的污垢松动分离从而达到清洗效果的清洗设备。CSSD 常用的超声波清洗器分台式超声波清洗器（图 2-5）、柜式超声波清洗器（图 2-6）。

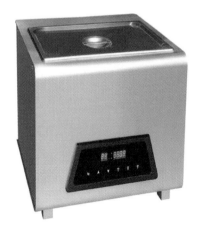
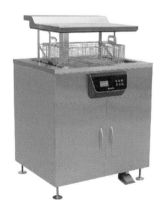

图 2-5　台式超声波清洗器　　　　图 2-6　柜式超声波清洗器

（一）工作原理

利用超声波在水中震荡产生"空化效应"，有效去除难以清洗的硬材质管腔类器械内的血液、污渍。

（二）适用范围

金属器械、玻璃器皿等硬材质器械；精密、结构复杂等器械。

（三）使用方法

1. **正确选择频率** 在清洗工作中应根据器械的材质和污染程度选择合适的超声频率。超声频率的设置通常在 40～100kHz 范围。普通器械宜选择 40kHz 左右频率；精细器械、锐利器械等宜使用 80～100kHz 频率，此频率穿透力较弱、空化噪声较小，对器械物品损害较小。

2. **清洗介质** 使用热水加清洗剂作为清洗介质，可提高清洗质量，温度调节可根据物品种类及设备提供的参数选择。

3. 超声波清洗器应定期进行性能的检测。

4. 镀铬物品、橡胶类软材质器材等不适宜采用超声清洗。

（四）注意事项

1. 清洗时应盖好超声波清洗器盖子，防止产生气溶胶。

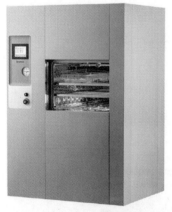

2. 精密贵重器械采用超声清洗应遵循器械及设备厂商的说明书。

3. 器械应放在清洗篮筐内进行超声清洗，不能直接接触超声波换能器，避免损坏超声波清洗器。

三、减压沸腾式清洗消毒器

（一）工作原理

减压沸腾式清洗消毒器（图 2-7）是一种通过液相给气脉冲、气相给气脉冲对腔体抽真空的同时对腔体内的水进行加热，当腔体内压力值达到 123mbar 时，水在 50℃时就沸腾了。此时向清洗液里或清洗舱上方注入空气（液相脉冲、气相脉冲），清洗液发生剧烈沸腾，舱内压力瞬间上升，使器械表面和内腔的污物被剥离掉而达到清洗效果的清洗设备。它对器械装载无特殊要求，只需保证关节张开、器械拆分最小化并浸没于水下即可进行清洗。

（二）适用范围

适用于各类耐热耐湿器械，特别是不同材质管腔器

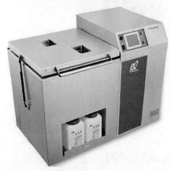

图 2-7 减压沸腾式清洗消毒器

械，结构复杂器械的清洗。

（三）使用方法

1. **操作前准备** 检查水源是否达到 0.2 ～ 0.5MPa；检查气源是否达到 0.4 ～ 0.7MPa；打开电源开关后如显示清洗液或上油液不多的提示时需及时添加。

2. **运行操作** 把装好器械物品的托盘放入清洗舱；点击"运行程序"，选择"清洗装载架位"，选择相应程序，点击"运行"，开始运行清洗程序。程序结束后，将托盘从后门取出，按"后门开关"按钮后关闭后门。

3. **操作结束** 设备停止使用后将电源开关拨向"OFF"侧，切断设备的动力电源，关闭水源、压缩空气源。

（四）注意事项

1. 在手动情况下，只有系统检测到水位信号，才能开启水加热管。

2. 开机前检查水源是否达到 0.2 ～ 0.5MPa，检查气源是否达到 0.4 ～ 0.7MPa

3. 工作完毕后，清洗舱内外应保持清洁，应将清洗舱内污物清理干净。

四、压力水（气）枪

（一）工作原理

压力水枪（图 2-8）是利用压力泵，通过喷嘴形成高流速的水流冲洗管腔内壁。利用水在污垢内渗透、压缩与剪切破碎和水楔作用造成的裂缝扩张，这一系列现象的持续时间仅为几分之一微秒。压力气枪是通过高压气体冲掉管腔内的水滴。

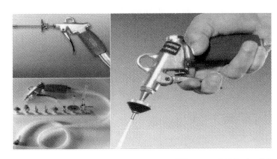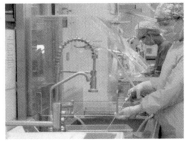

图 2-8 压力水（气）枪

（二）适用范围

压力水（气）枪主要用于管腔类器械的清洗。在清洗狭窄内腔时，要反复交替使用压力水枪和气枪。高压水射流的清洗范围广，能适用于各种条件下的清洗。

（三）使用方法

1. 根据所需清洗、干燥器械的管腔直径选择合适的喷嘴。

2. 在做好个人防护和环境防护的前提下进行器械的压力水（气）枪清洗和干燥操作。

3. 将压力水（气）枪的喷嘴与器械的管腔衔接反复冲洗或干燥。

（四）注意事项

1. 压力气枪必须通过合适的接头安装在气源提供装置上。中心供应压缩空气时可安装调压表。

2. 定期检查压力水（气）枪喷嘴是否通畅。

3. 远离酸化水、酸性清洗剂等，防止腐蚀压力水（气）枪表面。

4. 压力水（气）枪所有附件只可以用温水和温和洗涤剂清洁。

五、蒸汽清洗消毒器

（一）工作原理

蒸汽清洗消毒器（图 2-9）是一种利用高温高压蒸汽对诊疗器械、器具和物品进行清洗的设备。它通过自加热功能，对机器内部压力舱中纯水进行加热，生成高压（4～8bar）蒸汽，并通过电磁阀控制，将蒸汽从手柄喷嘴中射出，对器械、器具和物品进行冲洗。

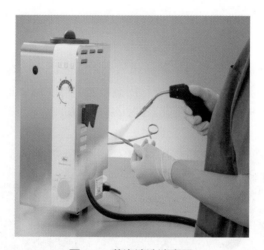

图 2-9　蒸汽清洗消毒器

（二）适用范围

蒸汽清洗消毒器主要用于管腔、特殊形状或不规则结构，以及局部细小、狭窄缝隙等较难清洗的器械、器具和物品的预清洗。

（三）使用方法

1. 根据所需清洗器械的结构选择合适的喷嘴。

2. 将喷嘴与器械的管腔衔接或对准较难清洗的表面反复冲洗，清除管腔内或器械表面上干涸的污渍等。

（四）注意事项

1. 定期检查蒸汽枪喷嘴是否通畅。

2. 蒸汽枪所有附件只可以用温水和温和洗涤剂来清洗。

3. 当设备出现故障或者需要维修、更换零件时，务必关闭设备电源并拔出设备电源插头。

六、清洗刷、低落絮擦布

清洗刷（图 2-10）、低落絮擦布（图 2-11）主要是通过物理摩擦的作用去除器械表面、关节及内腔的污物。选择这类工具要考虑是否会对器械造成物理损伤，如为复用工具应能进行清洗消毒。应根据处理器械的种类配备合适的清洗刷，刷毛应不易脱落。低落絮擦布的材质不宜使用普通的棉布，减少棉絮纤维脱落造成新的污染；严禁使用会损坏器械的百洁布、不锈钢丝球等硬质研磨型的清洁工具。

清洗刷、低落絮擦布主要用于手工清洗，清洗时应在液面下操作，防止气溶胶的形成。使用后的复用清洁刷及低落絮擦布应终末消毒，干燥保存。

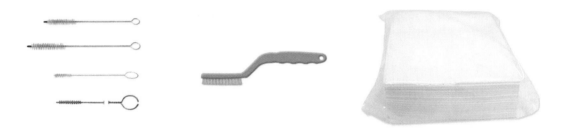

图 2-10　清洗刷　　　　　　　　　图 2-11　低落絮擦布

第五节　清洗方法

清洗是指去除医疗器械、器具和物品上污物的全过程，包括冲洗、洗涤、漂洗和终末漂洗。清洗方法包括手工清洗和机械清洗，根据器械材质及结构、污染程度选择清洗的方法。无论是手工清洗还是机械清洗都是通过化学作用、温度、机械力、持续时间这四要素来达到清洗的效果。

一、手工清洗

（一）工作原理及特点

1. 手工清洗是操作者借助一些辅助工具和清洗剂对器械进行清洗的技术。主要是通过物理机械力结合清洗剂来去除物品上的污物，达到清洁的目的。手工清洗会受多种因素的影响，如：水温、持续时间、刷洗工具、方法是否恰当等。手工清洗在器械清洗工作中占有重要地位，常用于器械的预处理、不耐水器械、带电源器械、机械清洗无法达到清洗效果的结构复杂器械及精密贵重器械的清洗。

2. 清洗步骤包括冲洗、洗涤、漂洗、终末漂洗。

（1）冲洗：将器械、器具和物品置于流动水下冲洗，初步去除污染物（图 2-12）。

（2）洗涤：冲洗后，使用医用清洗剂浸泡后液面下刷洗、擦洗（图 2-13）。

（3）漂洗：洗涤后，再用流动水冲洗或刷洗（图 2-14）。

（4）终末漂洗：应采用电导率 ≤ 15μS/cm（25℃）的水进行漂洗。

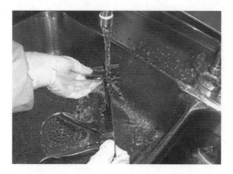

图 2-12　流动水下冲洗器械

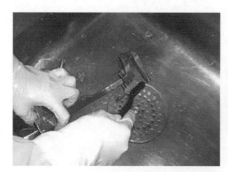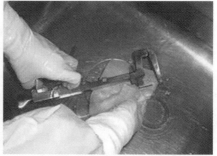

图 2-13　医用清洗剂浸泡后液面下刷洗或擦洗器械

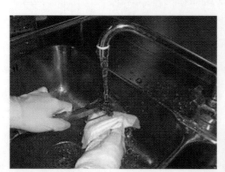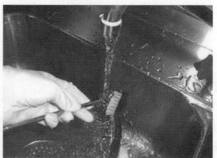

图 2-14　流动水冲洗或刷洗器械

（二）操作前准备

1. **人员准备** 操作人员个人防护：戴圆帽、口罩、手套，穿防护服／防水围裙、专用鞋，必要时戴护目镜／面罩。

2. **环境准备** 在 CSSD 去污区，环境整洁，光线充足。

3. **物品准备** 转运车、清洗篮筐、压力水枪、压力气枪、清洗刷、低落絮擦布、医用清洗剂、浸泡容器、分类标识等物品。必要时备手消毒剂。

（三）评估

1. 根据器械材质、结构选择合适的清洗工具。

2. 结构复杂的器械应评估是否需要使用蒸汽清洗消毒器、超声波清洗器、压力水枪等工具进行清洗。

3. 根据器械的污染种类和污染程度选择合适的清洗剂以及是否需要预浸泡。

4. 查看器械有无锈蚀，如有锈迹应评估是否需要除锈。

（四）操作

清洗操作的方法有冲洗、浸泡、刷洗、擦拭、漂洗、终末漂洗。

1. **冲洗** 流动水下冲洗器械，去除血液、黏液等污染物（水温 15～30℃）。

2. **浸泡** 冲洗后，将污染器械浸泡在含清洗剂液体中，使附在器械上的干涸污渍软化、分解。浸泡时器械要完全浸泡在水面下，管腔器械从一端缓慢放入液体，使腔内充满清洗剂，器械上的阀门应打开，组合器械应拆开。浸泡时间和清洗剂的配置浓度应根据清洗剂的使用说明操作（水温根据清洗剂使用说明确定浸泡温度）干涸的污渍应先用医用清洗剂浸泡。

3. **刷洗** 使用专业清洗刷在液面下刷洗器械，器械刷洗部位主要包括器械关节、齿缝，清洗刷的刷洗方向要与器械齿纹的走向一致，避免产生清洗死角。刷洗复杂器械及管腔时，宜选用规格型号合适的清洗刷，确保清洗刷刷毛可以深入到缝隙、管腔内。刷洗手术吸引头、各类穿刺针等管腔器械时，清洗刷应每次超过管腔头端，并结合交替使用压力水枪和气枪进行管腔内的清洗。刷洗操作应在水面下进行，防止产生气溶胶。

4. **擦拭** 使用擦布浸于清洗剂液面下进行器械擦洗，或使用蘸有清洗剂的擦布直接擦拭。擦拭清洗的力度应柔和，使用的擦布宜采用低落絮材质，避免毛絮脱落。擦拭法一般用于表面光滑不耐摩擦器械清洗，或不能浸于水中清洗的不耐湿材质的、带电源的器械清洗。

5. **漂洗** 使用常水或软水对清洗后的器械进行反复冲洗，目的是将附着于器械表面的清洗剂或遗留的污染物冲洗干净。

6. **终末漂洗** 漂洗结束后，使用电导率≤ 15μS/cm（25℃）纯化的水等对器械进行最后的漂洗，目的是将常水或软水中含有的各种无机离子及其他杂质进行去除。终末漂洗后应确认漂洗是否彻底。

（五）注意事项

1. 手工清洗时水温宜为 15～30℃。

2. 去除干涸的污渍应先用医用多酶清洗剂浸泡，再刷洗或擦洗。

3. 刷洗操作应在液面下进行，防止产生气溶胶。

4. 器械可拆卸的部分应拆开后清洗。

5. 不应使用研磨型清洗材料和用具用于器械的清洗，应选用与器械材质相匹配的刷洗用具。

6. 漂洗前必须确定器械经过洗涤，质量已达到要求，然后才能选择使用流动水对器械进行漂洗。漂洗时注意管腔内壁、关节面、咬合面等部位能达到充分的冲洗。

7. 贵重、精细和细小的器械漂洗时与普通器械分开放置，防止损坏和丢失。

8. 手工清洗后的器械应放置在专用的清洁托盘或车等处，与污染器械分开，并及时传入清洁区，避免二次污染。

9. 清洗池、清洗用具等应每天清洁与消毒，清洗用具消毒后应干燥存放。

二、机械清洗

（一）工作原理及特点

机械清洗是指利用清洗设备完成器械、器具、物品清洗去污的方法。机械清洗能够将清洗的四要素得到优化控制，是医疗器械、器具清洗首选的方法，适用于耐高温、耐湿热材质的器械清洗。清洗消毒设备的技术在不断地完善和提升，不同类型的清洗设备及清洗程序有较大差异，使用过程要做好清洗质量控制。

机械清洗针对器械物品不同结构、不同污染程度及要达到的不同消毒水平设有多种清洗程序，清洗质量稳定。机械清洗可在清洗完成后对器械进行热力消毒，减少了使用化学消毒剂消毒器械带来的不良影响。

（二）操作前准备

1. **人员准备** 操作人员个人防护：戴圆帽、口罩、手套，穿防护服/防水围裙、专用鞋，必要时戴护目镜/面罩。

2. **环境准备** 在消毒供应中心去污区，环境整洁，光线充足。

3. **物品准备** 清洗消毒器、清洗剂、标识牌、装载车、器械支撑（开）架、器械清洗篮筐、清洗装载架、扫描枪或手工记录本。

4. **设备准备**

（1）清洗设备应根据厂家提供的使用说明书进行操作。

（2）开启设备开关，确认水、电、蒸汽、压缩空气等是否达到设备工作条件要求。

（3）每次使用前检查注入清洗剂、润滑剂的泵管有无折叠、松脱、老化等现象，确保清洗剂、润滑剂使用量准确。

（4）有旋臂的要检查旋臂是否可以自由转动，不被物品挡住，旋臂的喷水孔没有异物堵塞。

（5）检查装载车是否能顺利地与清洗消毒器、清洗装载架对接并进行装卸，如果不能正确定位与装卸，应调节张力环。

（6）检查清洗消毒器舱门垫片密封是否紧密及有无损坏，检查门和两侧面板是否平行，如有必要，应进行调节。

（三）评估

1. **评估器械污染种类**　根据污染种类选择清洗剂与清洗程序。按照说明书配置清洗剂浓度。

2. **评估器械结构与完好性**　分类正确，标识清晰。

（四）操作

1. **物品装载**

（1）根据器械结构特性和清洗要求进行分类装载。清洗篮筐应根据清洗器要求摆放。

（2）不同结构的器械如管腔器械、呼吸机管道、腔镜器械、碗盘、器皿等应使用专用清洗装载架。

（3）贵重器械，如内镜应单件放置在清洗篮筐中并妥善固定；锐器、细小精细器械要使用专用的加盖清洗篮筐，如动力工具的钻头、配件，口腔科的髓腔扩大针、车针等物品。

（4）可拆卸的器械应拆开，宜放置在独立的清洗篮筐内或设标识牌，如穿刺器、气腹针等。

（5）器械的轴节要充分打开，也可选各种辅助支架将关节全部打开。

2. **设备运行**

（1）清洗器运行应根据厂家提供的使用说明书进行操作。

（2）开启清洗器舱门，将装载好的器械物品放入，关闭舱门。

（3）根据清洗器械物品的要求选择清洗程序，启动开关。

（4）观察清洗器运行情况。

（5）清洗结束后，开启清洗器舱门，取出清洗后的器械物品。

（6）查看并审核清洗器运行的物理参数，包括清洗时间、消毒时间及温度等参数是否符合设置要求并记录。

（五）注意事项

各种类型机械清洗器的操作应遵循设备厂商的使用说明书或指导手册。根据清洗物品的种类，选择合适的清洗装载架。

1. 机械清洗时，清洗物品的装载高度不能超过旋转喷淋臂的高度。

2. 不能将器械直接放超声波清洗器中，否则将损坏超声波发生器。

3. 光学镜头、软性材料（如橡胶、硅胶、塑料等）类的器械不适合超声清洗。

4. 应每天做好清洗消毒器舱内的清洁保养，包括内壁、滤网及清洗旋臂等。如果发现清洗消毒器喷淋臂堵塞，要及时清理。应先拧开中心螺母，抬起并拆下喷淋臂，与清洗装载架出水孔同时清洗干净，重新安装后的喷淋臂应转动灵活。

5. 不可随意改变清洗消毒器的程序和参数，清洗消毒器的实际运行参数应与设定参数一致，对器械清洗效果应定期进行检测。

6. 每年应对清洗设备性能进行检测。

三、常见器械的清洗

（一）平面类器械清洗

包括治疗碗、弯盘、器皿类器械清洗（表2-1、表2-2）。

表2-1　平面类器械手工清洗操作

操作步骤	操作要求及质量标准
1. 操作前准备	1. 着装符合去污区工作要求。清洁工作服外加穿防护服、专用鞋、戴圆帽(须遮盖全部头发)、外科口罩、手套、护目镜或防护面罩等 2. 医用清洗剂、低落絮擦布，必要时备手消毒剂
2. 清洗前评估	1. 评估器械污染种类，根据污染种类选择清洗剂 2. 评估器械完好性 3. 评估医用清洗剂配备充足，在有效期内
3. 清洗	1. 将器械置于流动水下冲洗，初步去除表面的血迹和污迹，注意防止液体飞溅及气溶胶产生 2. 用低落絮擦布擦洗器械各部位，尤其是器皿卷边处。如器械表面血污已干涸应用含酶清洗剂浸泡后，再进行冲洗或擦洗 3. 在流动水下彻底冲洗或擦洗器械，去除表面残留污垢及清洗剂 4. 用经纯化的水终末漂洗器械各部位
4. 注意事项	1. 按照医用清洗剂生产厂商说明书要求配置清洗剂浓度 2. 擦洗器械时应使用低落絮擦布

表2-2　平面类器械机械清洗操作

操作步骤	操作要求及质量标准
1. 操作前准备	1. 着装符合去污区工作要求。清洁工作服外加穿防护服、专用鞋、戴圆帽(须遮盖全部头发)、外科口罩、手套、护目镜或防护面罩等 2. 按照器械物品清洗的数量配备清洗装载架 3. 医用清洗剂，必要时备手消毒剂

操作步骤	操作要求及质量标准
2. 清洗前评估	1. 评估器械污染种类。根据污染种类选择清洗剂 2. 评估器械完好性。分类正确,标识清晰 3. 评估清洗消毒器设备功能完好性。按要求配置清洗剂浓度 4. 评估医用清洗剂配备充足,在有效期内
3. 清洗	1. 治疗碗、弯盘可用专用清洗装载架,清洗装载架每层均装载同类器械用品。治疗碗、弯盆及器皿分别装载于不同的清洗装载架上,碗、盆或器皿开口向下或斜放(图2-15) 2. 按照清洗装载层架大小,规定器械物品标准的装载件数,不得超过标准规定的数量 3. 碗、盆、器皿放置不重叠,保证水流可充分冲洗到每一层面 4. 器械物品装载完成后,手工转动清洗臂,能正确定位及转动平衡,再推入清洗消毒器内 5. 清洗装载架进入清洗消毒器后检查治疗碗、弯盆、器皿无移位,位置不影响喷淋臂的自由旋转,喷水口无阻塞 6. 清洗程序启动前,再次检查选择程序正确 7. 观察喷淋臂旋转是否正常、水流是否正常
4. 注意事项	1. 清洗循环结束后,在检查包装区卸载,卸载清洗装载架前应洗手或手消毒,注意职业防护防止烫伤。清洗消毒后物品直接放到检查包装操作台或指定的工作台面,减少重复搬动 2. 检查清洗消毒器舱内、舱底无杂物、纤维絮 3. 目测或放大镜检查清洗后物品,无可见的污垢、锈迹,水珠,确认物品彻底清洁干燥 4. 清洗质量不合格的器械,及时由传递窗退回去污区重新处理

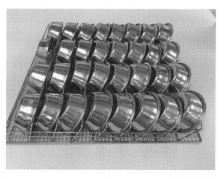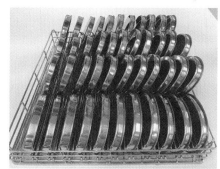
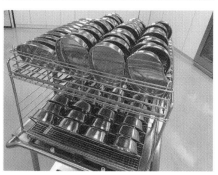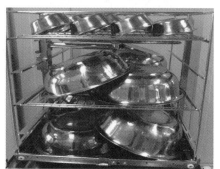

图 2-15 平面类器械机械清洗装载

（二）齿类器械清洗

包括血管钳、持针器、巾钳等器械清洗（表2-3、表2-4）。

表2-3　齿类器械手工清洗操作

操作步骤	操作要求及质量标准
1. 操作前准备	1. 着装符合去污区工作要求。清洁工作服外加穿防护服、专用鞋、戴圆帽（须遮盖全部头发）、外科口罩、手套、护目镜或防护面罩等 2. 医用清洗剂、清洗刷，必要时备手消毒剂
2. 清洗前评估	1. 评估器械污染种类。根据污染种类选择清洗剂 2. 评估器械完好性。分类正确，标识。 3. 评估医用清洗剂配备充足，在有效期内 4. 评估清洗刷完好，配备充足
3. 清洗	1. 将器械置于流动水下冲洗，初步去除表面的血迹和污迹，注意防止液体飞溅及气溶胶产生 2. 刷洗齿类器械时，应保持关节张开，使齿槽、关节充分暴露，便于接触清洗介质 3. 刷洗齿槽时，清洗刷的刷洗方向要与器械齿纹一致。如器械表面血污已干涸应用含酶清洗剂浸泡后，再进行刷洗或擦洗 4. 在流动水下彻底刷洗或擦洗器械，去除表面残留污垢及清洗剂 5. 用经纯化的水终末漂洗器械各部位
4. 注意事项	1. 按照医用清洗剂生产厂商说明书要求配置清洗剂浓度 2. 手工清洗时选择专用的清洗刷，顺齿纹方向反复刷洗器械齿槽部位 3. 刷洗器械应在液面下进行，并做好职业防护 4. 擦洗器械应使用低落絮擦布

表2-4　齿类器械机械清洗操作

操作步骤	操作要求及质量标准
1. 操作前准备	1. 着装符合去污区工作要求。清洁工作服外加穿防护服、专用鞋、戴圆帽（须遮盖全部头发）、外科口罩、手套、护目镜或防护面罩等 2. 按照器物品清洗的数量配备器械清洗筐、清洗装载架 3. 医用清洗剂、医用润滑剂，必要时备手消毒剂
2. 清洗前评估	1. 评估器械污染种类。根据污染种类选择清洗剂 2. 评估器械完好性。分类正确，标识清晰 3. 评估清洗消毒器设备功能完好性。按要求配置清洗剂浓度 4. 评估医用清洗剂、医用润滑剂配备充足，在有效期内
3. 清洗	1. 将齿类器械关节打开充分暴露咬合面齿槽或用器械支撑架撑开后放于清洗筐内（图2-16） 2. 精密、贵重、细小齿类器械放入带盖清洗筐内（图2-17） 3. 清洗筐内规定器械装载件数，确保每件器械均能充分接触到水流 4. 器械装载后，将清洗筐放入清洗装载层架上，手工转动清洗装载架上喷淋臂，能正确定位及转动平衡（图2-18）

续表

操作步骤	操作要求及质量标准
3. 清洗	5. 将清洗装载架推入清洗消毒器后,再次检查器械有无移位,位置不影响喷淋臂的自由旋转,喷水口无阻塞 6. 按照器械种类选择合适的清洗程序。清洗程序启动前,再次检查选择程序正确 7. 观察喷淋臂旋转是否正常、水流是否正常
4. 注意事项	1. 齿类器械放入清洗筐时,齿槽处不能重叠放置 2. 清洗循环结束后,在检查包装区卸载,卸载前洗手或手消毒,注意防止烫伤,清洗后物品直接放到检查包装操作台或指定的工作台面,减少重复搬动 3. 检查清洗消毒器舱内、舱底无杂物、纤维絮 4. 目测或放大镜检查清洗后器械,无污垢、锈迹,无水珠,确认物品彻底清洁干燥 5. 清洗质量不合格的器械,及时由传递窗退回去污区重新处理

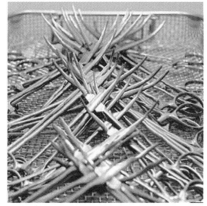
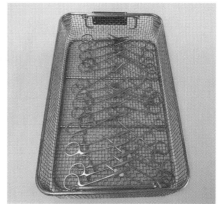

图 2-16 齿类器械关节张开装载

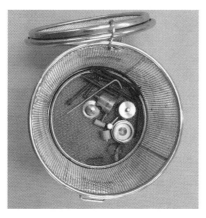
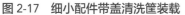

图 2-17 细小配件带盖清洗筐装载

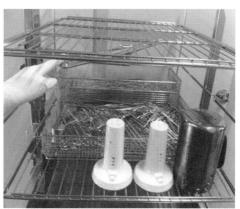

图 2-18 装载后转动喷淋臂

（三）关节器械清洗

如咬骨钳、咬骨剪、窥鼻器等器械清洗（表 2-5、表 2-6）。

表 2-5 关节器械手工清洗操作

操作步骤	操作要求及质量标准
1. 操作前准备	1. 着装符合去污区工作要求。清洁工作服外加穿防护服、专用鞋、戴圆帽(须遮盖全部头发)、外科口罩、手套、护目镜或防护面罩等 2. 医用清洗剂、清洗刷、低落絮擦布,必要时备手消毒剂
2. 清洗前评估	1. 评估器械污染种类。根据污染种类选择清洗剂 2. 评估器械完好性。分类正确,标识清晰 3. 评估医用清洗剂配备充足,在有效期内 4. 评估清洗刷、低落絮擦布完好,配备充足
3. 清洗	1. 将器械置于流动水下冲洗,初步去除表面的血迹和污迹,注意防止液体飞溅及气溶胶产生 2. 刷洗关节器械时,应保持关节张开,反复刷洗关节部位及咬合面 3. 器械关节处血污已干涸时,应用含酶清洗剂浸泡后,再进行刷洗或擦洗 4. 在流动水下彻底刷洗或擦洗器械,去除表面残留污垢及清洗剂 5. 用经纯化的水终末漂洗器械各部位
4. 注意事项	1. 按照医用清洗剂生产厂商说明书要求配置清洗剂浓度 2. 手工清洗时选择专用的清洗刷,髓核钳、锥板咬骨钳等多关节器械,刷洗时应反复张合关节处,做到各关节部位均彻底清洗 3. 刷洗应在液面下进行,并做好职业防护

表 2-6 关节器械机械清洗操作

操作步骤	操作要求及质量标准
1. 操作前准备	1. 着装符合去污区工作要求。清洁工作服外加穿防护服、专用鞋、戴圆帽(须遮盖全部头发)、外科口罩、手套、护目镜或防护面罩等 2. 按照器械物品清洗的数量配备器械清洗筐、清洗装载架 3. 医用清洗剂、医用润滑剂,必要时备手消毒剂
2. 清洗前评估	1. 评估器械污染种类。根据污染种类选择清洗剂 2. 评估器械完好性。分类正确,标识清晰 3. 评估清洗消毒器设备功能完好性。按要求配置清洗剂浓度 4. 评估医用清洗剂、医用润滑剂配备充足,在有效期内
3. 清洗	1. 器械关节充分打开,让水流充分冲洗到器械的各个表面 2. 多关节器械需要借助短金属棒或专用器械撑开器撑开器械每个关节(图 2-19、图 2-20) 3. 精细、贵重关节器械放入带盖及固定支架的清洗筐内 4. 将器械清洗筐放入清洗装载架各层。放置不重叠 5. 清洗筐内规定器械装载件数,确保每件器械关节张开,各关节面均能充分接触到水流 6. 器械装载后,将清洗筐放入清洗装载层架上,手工转动清洗装载架上喷淋臂,能正确定位及转动平衡 7. 将清洗装载架推入清洗消毒器后,再次检查器械有无移位,位置不影响喷淋臂的自由旋转、喷水口无阻塞 8. 按照器械种类选择合适的清洗程序。清洗程序启动前,再次检查选择程序正确 9. 观察喷淋臂旋转是否正常、水流是否正常

续表

操作步骤	操作要求及质量标准
4. 注意事项	1. 关节类器械放入清洗筐时，关节处不能闭合 2. 清洗循环结束后，在检查包装区卸载，卸载前洗手或手消毒，注意防止烫伤，清洗后物品直接放到检查包装操作台或指定的工作台面，减少重复搬动 3. 检查清洗消毒器舱内、舱底无杂物、纤维絮 4. 目测或放大镜检查清洗后器械，无污垢、锈迹，无水珠，确认物品彻底清洁干燥 5. 清洗质量不合格的器械，及时由传递窗退回去污区重新处理

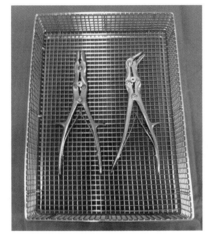

图 2-19　咬骨钳机械清洗装载

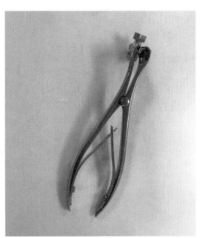

图 2-20　窥鼻器机械清洗装载

（四）管腔器械清洗

管腔器械指含有管腔，内直径 ≥ 2mm，且其腔体中的任何一点距其与外界相通的开口处的距离 ≤ 其内直径的 1 500 倍的器械。常用的管腔器械包括各类手术吸引头、人流吸管、呼吸机管道等，它的材质有金属、玻璃、橡胶等材料（表 2-7、表 2-8）。

表 2-7　管腔器械手工清洗操作

操作步骤	操作要求及质量标准
1. 操作前准备	1. 着装符合去污区工作要求。清洁工作服外加穿防护服、专用鞋、戴圆帽(须遮盖全部头发)、外科口罩、手套、护目镜或防护面罩等 2. 医用清洗剂、清洗刷、低落絮擦布，必要时备手消毒剂 3. 压力水枪
2. 清洗前评估	1. 评估器械污染种类。根据污染种类选择清洗剂 2. 评估器械完好性 3. 评估根据管道的材质分类，标识清晰 4. 评估根据器械生产厂商说明书选择是否进行超声清洗，超声频率选择正确 5. 评估医用清洗剂配备充足，在有效期内 6. 评估清洗刷、低落絮擦布完好，配备充足

续表

操作步骤	操作要求及质量标准
3. 清洗	1. 管腔器械在含酶清洗剂的液面下浸泡5～10分钟后再手工清洗,管腔内必须充满清洗液 2. 用低落絮擦布擦洗管腔器械表面 3. 选用与器械管腔内径相适应的清洗刷,反复数次贯通刷洗管腔内壁,清洗刷从管腔一端伸入至管腔另一端伸出 4. 再用压力水枪冲洗管腔内壁(根据被清洗器械的说明书选择冲洗时压力)时,选择的冲洗压力合适,防止水花飞溅 5. 在流动水下彻底刷洗或擦洗器械,去除器械表面及管腔内残留污垢及清洗剂 6. 用经纯化的水终末漂洗器械各部位
4. 注意事项	1. 按照医用清洗剂生产厂商说明书要求配置清洗剂浓度 2. 刷洗应在液面下进行,并做好职业防护 3. 刷洗管腔内壁时,清洗刷均应贯通管腔两端 4. 使用压力水枪冲洗时,水流成直线,直至无污水流出

表2-8　管腔器械机械清洗操作

操作步骤	操作要求及质量标准
1. 操作前准备	1. 着装符合去污区工作要求。清洁工作服外加穿防护服、专用鞋、戴圆帽(须遮盖全部头发)、外科口罩、手套、护目镜或防护面罩等 2. 按照器械物品清洗的数量配备器械清洗筐、管腔专用清洗装载架 3. 医用清洗剂、医用润滑剂,必要时备手消毒剂
2. 清洗前评估	1. 评估器械污染种类。根据污染种类选择清洗剂 2. 评估器械完好性。分类正确,标识清晰 3. 评估清洗消毒器设备功能完好性。按要求配置清洗剂浓度 4. 评估医用清洗剂、医用润滑剂配备充足,在有效期内
3. 清洗	1. 根据管腔种类选用管腔器械专用清洗装载架 2. 根据器械管腔的内径尺寸,与清洗装载架上适宜的清洗喷水口对接。连接时要求衔接紧密牢固,管路无折叠,保证水流通畅(图2-21) 3. 器械装载后,手工转动清洗装载架上喷淋臂,能正确定位及转动平衡 4. 将清洗装载架推入清洗消毒后,再次检查器械有无移位,位置不影响喷淋臂的自由旋转,喷水口无阻塞 5. 按照器械种类选择合适的清洗程序。清洗程序启动前,再次检查选择程序正确 6. 观察喷淋臂旋转是否正常、水流是否正常
4. 注意事项	1. 管腔器械机械清洗装载时,注意管器械的排水端应向下,且不可折叠,以保证器械清洗消毒效果 2. 清洗循环结束后,在检查包装区卸载,卸载前洗手或手消毒,注意防止烫伤,清洗后物品直接放到检查包装操作台或指定的工作台面,减少重复搬动 3. 检查清洗消毒器舱内、舱底无杂物、纤维絮 4. 用与管腔器械内径相匹配的通条检查器械管腔的清洁度,无污垢、锈迹,无水珠,确认物品彻底清洁干燥 5. 清洗质量不合格的器械,及时由传递窗退回去污区重新处理

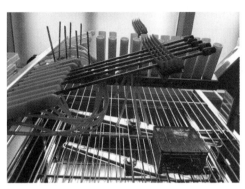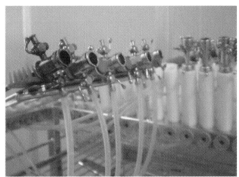

图 2-21 管腔器械机械清洗装载

（五）精密器械清洗

精密器械是指结构精细、复杂、易损，对清洗、消毒、灭菌处理有特殊方法和技术要求的医疗器械。精密器械包括显微器械、内眼器械、血管吻合器械等（表2-9、表2-10）。

表 2-9 精密器械手工清洗操作

操作步骤	操作要求及质量标准
1. 操作前准备	1. 着装符合去污区工作要求。清洁工作服外加穿防护服、专用鞋、戴圆帽(须遮盖全部头发)、外科口罩、手套、护目镜或防护面罩等 2. 医用清洗剂、清洗刷、低落絮擦布,必要时备手消毒剂
2. 操作前评估	1. 评估器械污染种类。根据污染种类选择清洗剂 2. 评估器械完好性 3. 评估器械分类,方便后续处理 4. 评估根据器械生产厂商说明书选择是否进行超声清洗,超声频率选择正确 5. 评估医用清洗剂、医用润滑剂配备充足,在有效期内 6. 评估清洗刷、低落絮擦布完好,配备充足
3. 清洗	1. 精密器械连同器械托盘一起,在含酶清洗剂的液面下浸泡5 ~ 10分钟后再手工清洗 2. 在液面下用低落絮擦布擦洗精密器械表面 3. 在液面下用软毛刷刷洗器械关节、齿纹及管腔,动作应轻柔,顺着齿纹刷洗 4. 在流动水下彻底刷洗或擦洗器械,去除器械表面、齿纹、关节及管腔内残留污垢及清洗剂 5. 用流动纯化的水反复冲洗,关注齿纹、关节管腔等处
4. 注意事项	1. 按照医用清洗剂生产厂商说明书要求配置清洗剂浓度 2. 应选用精密器械专用的清洗工具,避免清洗时会对器械造成损坏 3. 精密器械清洗时要动作轻柔,注意保护,防止器械损坏 4. 如为内眼精密器械建议整个清洗过程均使用纯化的水,清洗剂选用碱性清洗剂,慎用含酶清洗剂

表 2-10　精密器械机械清洗操作

操作步骤	操作要求及质量标准
1. 操作前准备	1. 着装符合去污区工作要求。清洁工作服外加穿防护服、专用鞋、戴圆帽(须遮盖全部头发)、外科口罩、手套、护目镜或防护面罩等 2. 按照器械物品清洗的数量配备器械清洗筐、精密器械清洗筐、器械固定用具、清洗装载架 3. 医用清洗剂、医用润滑剂,必要时备手消毒剂
2. 清洗前评估	1. 评估器械污染种类。根据污染种类选择清洗剂 2. 评估器械完好性。分类正确,标识清晰 3. 评估清洗消毒器设备功能完好性。按要求配置清洗剂浓度 4. 评估医用清洗剂、医用润滑剂配备充足,在有效期内
3. 清洗	1. 将精密器械放置于有固定支架的清洗篮筐内(图 2-22、图 2-23) 2. 细小的精密器械应放入带盖的密纹清洗筐内 3. 按清洗层架和器械清洗篮筐大小,放置相应件数,器械之间不得过于紧密,放置不重叠,不得超高妨碍喷淋臂转动;使水流可充分冲洗到器械每一面 4. 器械装载后,将清洗筐放入清洗装载层架上,手工转动清洗装载架上喷淋臂,能正确定位及转动平衡 5. 将清洗装载架推入清洗消毒器后,再次检查器械有无移位,位置不影响喷淋臂的自由旋转,喷水口无阻塞 6. 按照器械种类选择合适的清洗程序。清洗程序启动前,再次检查选择程序正确 7. 观察喷淋臂旋转是否正常、水流是否正常
4. 注意事项	1. 精密器械装载时应动作轻柔,防止器械损坏 2. 选用带有固定支架的清洗筐装载器械时应确保器械完全嵌入支架内,避免清洗水流冲洗导致器械滑动脱出支架外 3. 清洗循环结束后,在检查包装区卸载,卸载前洗手或手消毒,注意防止烫伤,清洗后物品直接放到检查包装操作台或指定的工作台面,减少重复搬动 4. 检查清洗消毒器舱内、舱底无杂物、纤维絮 5. 用带光源放大镜检查器械的清洁度,无污垢、锈迹,无水珠,确认物品彻底清洁干燥 6. 清洗质量不合格的器械,及时由传递窗退回去污区重新处理

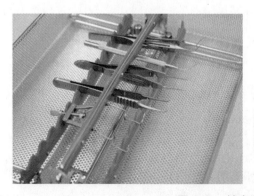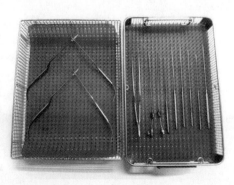

图 2-22　精密器械清洗装载

（六）硬式内镜器械清洗

硬式内镜是指用于疾病诊断或治疗的不可弯曲的内镜及相匹配的导光束、器械、附件、超声刀系统、电凝系统等，硬式内镜的清洗处理主要是光学镜头、操作器械及光纤系统（表2-11、表2-12）。

表 2-11 硬式内镜器械手工清洗操作

操作步骤	操作要求及质量标准
1. 操作前准备	1. 着装符合去污区工作要求。清洁工作服外加穿防护服、专用鞋、戴圆帽(须遮盖全部头发)、外科口罩、手套、护目镜或防护面罩等 2. 医用清洗剂、清洗刷、低落絮擦布,必要时备手消毒剂
2. 清洗前评估	1. 评估器械污染种类。根据污染种类及硬式内镜器械说明书选择清洗剂 2. 评估器械完好性。检查器械无缺损、裂痕、弯曲,配套,配件齐全。光纤、导线外表无裂缝。光学镜头视野正常 3. 评估器械分类,标识清晰。可分为光学镜头、光纤、导线及操作钳三类。光学镜头不能和其他器械一起混放;可拆卸的器械一定要拆卸至最小单元。拆卸后的配件放置在独立带盖的清洗筐内,防止丢失 4. 评估根据器械生产厂商说明书选择是否进行超声清洗,超声频率选择正确 5. 评估医用清洗剂配备充足,在有效期内 6. 评估清洗刷、低落絮擦布完好,配备充足
3. 清洗	1. 正确选用各型号的清洗毛刷,液面下刷洗穿刺套管内腔、吸引器内腔、套筒内腔、气腹针内腔,然后分别压力水枪冲洗。用清洗刷在液面下刷洗钳剪、持针器齿槽和轴以及各器械的凹位、螺纹处;用低落絮擦布在液面下擦洗气封帽内面 2. 用低落絮擦布擦洗光学目镜镜身,目镜端禁用擦布擦洗。光学目镜宜轻拿轻放,防止划伤镜面及滑落 3. 光纤及导线不能用力拉伸擦拭,以免撕裂光纤及导线的外皮和光束 4. 器械在含酶清洗液中刷洗、擦洗后,再在流动水下漂洗各类器械表面、齿纹、管腔及关节的污垢残留和清洗剂 5. 最后用经纯化的水彻底漂洗各类器械表面、齿纹、管腔及关节等处
4. 注意事项	1. 按照医用清洗剂生产厂商说明书要求配置清洗剂浓度 2. 硬式内镜器械清洗时注意轻拿轻放,防止损坏,光学镜头需用带固定支架的托盘放置 3. 光学镜头、光纤、导线严禁超声清洗

表 2-12 硬式内镜器械机械清洗操作

操作步骤	操作要求及质量标准
1. 操作前准备	1. 着装符合去污区工作要求。清洁工作服外加穿防护服、专用鞋、戴圆帽(须遮盖全部头发)、外科口罩、手套、护目镜或防护面罩等 2. 按照器械物品清洗的数量配备器械清洗筐、腔镜器械专用清洗装载架 3. 医用清洗剂、医用润滑剂,必要时备手消毒剂

续表

操作步骤	操作要求及质量标准
2. 清洗前评估	1. 评估器械污染种类。根据污染种类及硬式内镜器械说明书选择合适的清洗剂 2. 评估器械的完整性,检查器械无缺损、裂痕、弯曲,配套,配件齐全;光学镜头、光纤、导线表面无裂缝,光学镜头视野正常。分类准确,标识清晰 3. 评估清洗消毒器设备功能完好性。按要求配置清洗剂浓度 4. 评估医用清洗剂、医用润滑剂配备充足,在有效期内
3. 清洗(图 2-23)	1. 将能拆的器械拆成最小单位,置于超声清洗器筐内超声清洗,超声清洗频率选择符合要求 光学镜头,禁水皮线类严禁超声清洗 2. 使用腔镜器械专用清洗装载架,按器械类别分别连接冲洗管、放入相应的冲洗固定位及篮筐,同一套腔镜器械,放置在标识同一种颜色的清洗固定位,能够正确区分同一套腔镜器械,方便后续组装 3. 器械管腔与清洗装载架的喷水口连接及放置正确、衔接牢固,阀门打开;篮筐内器械放置均匀、不重叠 4. 连接冲洗管或冲洗固定位时,动作轻柔,保护器械及清洗装载架配件不被损坏 5. 器械装载后,手工转动清洗装载架上喷淋臂,能正确定位及转动平衡 6. 将清洗装载架推入清洗消毒器后,再次检查器械有无移位,位置不影响喷淋臂的自由旋转,喷水口无阻塞 7. 按照器械种类选择合适的清洗程序。清洗程序启动前,再次检查选择程序正确 8. 观察喷淋臂旋转是否正常、水流是否正常
4. 注意事项	1. 成套的硬式内镜器械装载时应做好标识,便于识别,以防混淆 2. 带阀门的硬式内镜器械清洗装载时,应将阀门开启,确保器械内各管腔均能充分接触水流 3. 清洗循环结束后,在检查包装区卸载,卸载前洗手或手消毒,注意防止烫伤,清洗后物品直接放到检查包装台或指定的工作台面,减少重复搬动 4. 检查清洗消毒器舱内、舱底无杂物、纤维絮 5. 用带光源放大镜检查器械的清洁度,无污垢、锈迹,无水珠,确认物品彻底清洁干燥 6. 清洗质量不合格的器械,及时由传递窗退回去污区重新处理

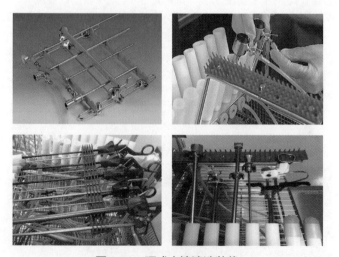

图 2-23　硬式内镜清洗装载

（七）动力工具清洗

以电或者惰性气体为动力，通过能量传动机制将电能或气能转化为机械能的一种机械化驱动工具，一般由钻头、锯片、主机、输气连接线、电池等组成（表 2-13）。

表 2-13　动力工具手工清洗操作

操作步骤	操作要求及质量标准
1. 操作前准备	1. 着装符合去污区工作要求。清洁工作服外加穿防护服、专用鞋、戴圆帽（须遮盖全部头发）、外科口罩、手套、护目镜或防护面罩等 2. 医用清洗剂、清洗刷、低落絮擦布，必要时备手消毒剂
2. 清洗前评估	1. 评估器械污染种类。根据污染种类及动力工具说明书选择合适的清洗剂 2. 评估器械完好性，动力工具完整，配件齐全 3. 评估根据器械生产厂商说明书选择是否进行超声清洗，超声频率选择正确。如可拆卸型钻夹头及钻头根据器械说明书选择是否进行超声清洗，可超声清洗，超声清洗频率选择符合要求 4. 评估医用清洗剂配备充足，在有效期内 5. 评估清洗刷、低落絮擦布完好，配备充足
3. 清洗	1. 用低落絮擦布湿式擦拭电钻外表、电池保护套、电池盖。清洗过程中不可将电钻完全进入任何液体中，电池盒必须始终保持干燥 2. 不可拆卸型钻夹头应使用流动水冲洗钻头固定器；可拆卸型钻夹头，应将钻夹头拆下后再清洗。钻夹头要打开至最大，方便清洗。注意空心钻头、钻夹头要用管腔专用刷刷洗腔体内部 3. 有锈迹的用除锈剂擦洗，干涸血迹应用含酶清洗剂清洗，油渍用碱性清洗剂清洗。使用软毛刷在水面下刷洗钥匙、钻头。操作必须在水面下进行，防止产生气溶胶 4. 再清水湿式擦拭动力工具各部位的污垢残留和清洗剂 5. 最后用经纯化的水彻底擦拭动力工具
4. 注意事项	1. 按照医用清洗剂生产厂商说明书要求配置清洗剂浓度 2. 电动工具不耐湿热部分采用手工清洗，如：湿式擦洗或擦拭 3. 遵循电动工具生产厂家的使用说明书，选择医用清洗剂及清洗方法 4. 手工清洗后应更换手套，在用 75% 乙醇擦拭消毒动力工具

（八）外来医疗器械及植入物清洗

外来医疗器械由器械供应商租借给医院可重复使用，主要用于与植入物相关手术的手术器械，分为实心类、孔隙类、管腔类、关节及滑动类、锉刀类、连接手柄类及试模类。植入物是放置于外科操作形成的或者生理存在的体腔中，留存时间为 30 天或者以上的可植入性医疗器械，特指非无菌、需要消毒供应中心进行清洗消毒与灭菌的植入性医疗器械。常见的有钛钉、钛网、螺钉及各种接骨板（表 2-14、表 2-15）。

表 2-14　外来医疗器械及植入物手工清洗操作

操作步骤	操作要求及质量标准
1. 操作前准备	1. 着装符合去污区工作要求。清洁工作服外加穿防护服、专用鞋、戴圆帽（须遮盖全部头发）、外科口罩、手套、护目镜或防护面罩等 2. 医用清洗剂、清洗刷、低落絮擦布，必要时备手消毒剂
2. 清洗前评估	1. 评估器械污染种类。根据污染种类选择清洗剂 2. 评估器械完好性 3. 评估根据外来器械生产厂商说明书，结合器械材质、结构及污染程度进行准确分类，标识清晰 4. 评估根据器械生产厂商说明书选择是否进行超声清洗，超声频率选择正确 5. 评估医用清洗剂配备充足，在有效期内 6. 评估清洗刷、低落絮擦布完好，配备充足
3. 清洗	1. 将器械及植入物浸泡于含酶清洗液中 5 ~ 10min 2. 在液面下用低落絮擦布擦洗器械表面；用软毛刷刷洗器械关节及齿纹，顺着齿纹刷洗；有管腔的器械先用合适的管腔清洗刷刷洗，再用压力水枪冲洗 3. 在流动水下擦洗或刷洗器械表面、管腔、齿纹及关节的污垢残留及清洗剂 4. 再用流动纯化的水反复冲洗，关注管腔、齿纹及关节处
4. 注意事项	1. 按照医用清洗剂生产厂商说明书要求配置清洗剂浓度 2. 如器械表面油脂污染严重，可用碱性清洗剂清洗后，再用含酶清洗剂清洗，确保器械上的污物清洗彻底 3. 植入物清洗时应确保充分的漂洗，无清洗剂及污物残留

表 2-15　外来器械及植入物机械清洗操作

操作步骤	操作要求及质量标准
1. 操作前准备	1. 着装符合去污区工作要求。清洁工作服外加穿防护服、专用鞋、戴圆帽（须遮盖全部头发）、外科口罩、手套、护目镜或防护面罩等 2. 按照器械物品清洗的数量配备器械清洗筐、清洗装载架 3. 医用清洗剂，必要时备手消毒剂
2. 清洗前评估	1. 评估器械污染种类。根据污染种类选择清洗剂 2. 评估器械完好性。根据外来器械说明书，结合器械材质、结构及污染程度进行准确分类，标识清晰 3. 评估清洗消毒器设备功能完好性。按要求配置清洗剂浓度 4. 评估医用清洗剂配备充足，在有效期内
3. 清洗	1. 外来医疗器械用该器械配置的专用盛装容器装载。以分层托盘为最小单位，整齐摆放于清洗装载架上 2. 精密、细小的器械可用带盖的密纹清洗筐装载 3. 同一套器械分层放置时应做好标识，便于识别，防止器械间相互混淆 4. 器械装载后，将清洗筐放入清洗装载层架上，手工转动清洗装载架上喷淋臂，能正确定位及转动平衡 5. 将清洗装载架推入清洗消毒器后，再次检查器械有无移位，位置不影响喷淋臂的自由旋转，喷水口无阻塞

操作步骤	操作要求及质量标准
3. 清洗	6. 按照器械种类选择合适的清洗程序。清洗程序启动前,再次检查选择程序正确 7. 观察喷淋臂旋转是否正常、水流是否正常
4. 注意事项	1. 植入物清洗时不可使用医用润滑剂 2. 分层托盘放置于清洗装载架后,应使其略微倾斜,便于水流排出 3. 清洗循环结束后,在检查包装区卸载,卸载前洗手或手消毒,注意防止烫伤,清洗后物品直接放到检查包装操作台或指定的工作台面,减少重复搬动 4. 检查清洗消毒器舱内、舱底无杂物、纤维絮 5. 用带光源放大镜检查器械的清洁度,无污垢、锈迹、无水珠,确认物品彻底清洁干燥 6. 清洗质量不合格的器械,及时由传递窗退回去污区重新处理

(九)口腔器械的清洗

口腔器械包括常规口腔器械和特殊口腔器械。常规口腔器械包括拔牙器械、修复用器械、正畸用器械、牙体修复充填器械等。口腔特殊器械包括牙科手机、超声波洁牙手机、牙科小器械和印模托盘等。

1. 常规口腔器械的清洗 包括手工清洗方法和机械清洗方法。

大部分口腔器械可选择机械清洗。带电源口腔器械、精密复杂口腔器械宜选择手工清洗。可拆卸的器械应拆开后分别清洗(表 2-16、表 2-17)。

表 2-16 常规口腔器械手工清洗操作

操作步骤	操作要求及质量标准
1. 椅旁预清洁	1. 使用后的器械及时用敷料或酒精棉球擦去未干的牙科材料和污物,治疗完毕分类并置于回收盒加盖暂存 2. 质量评价。及时去除未干的材料及污物
2. 操作前准备	1. 工作人员采取标准预防措施,禁用手直接接触锐器尖端,做好个人防护,手套、口罩、防护服、眼罩或面罩 2. 多酶清洗剂、牙科器械专用清洗剂、去垢剂、各种毛刷等清洗工具,备手消毒剂
3. 清洗前评估	1. 评估手套无穿孔,分类台物品放置空间充裕 2. 评估器械污染程度及是否干涸 3. 评估配制多酶浸泡液 浓度 1∶200,水温 40 ~ 60℃ 4. 评估各物品是否齐全、完好,处于备用状态
4. 预处理、浸泡	1. 手工去除器械工作端可见的牙科材料,器械表面的糊剂可用专用清洗剂溶解去除。血迹干涸的器械放入多酶液浸泡 5 ~ 10min 2. 预处理要求。去除器械工作端肉眼可见的牙科材料及污物 3. 质量评价。无肉眼可见的牙科材料。浸泡时需过液平面,保证充分湿润
5. 清洗	1. 使用毛刷在水面下反复刷洗,去除污物;可拆卸的器械拆开分别清洗;结构复杂的器械使用超声清洗 2. 刷洗要求。在液面下进行刷洗,防止产生气溶胶和水花飞溅

操作步骤	操作要求及质量标准
5. 清洗	3. 超声清洗要求。器械置于超声机液面下,距离液面≥2cm,管腔类器械管腔注满水,水温 40 ～ 45℃,超声时间 3 ～ 5min;超声机加盖子,防止产生气溶胶 4. 质量评价。目测无可见污迹及牙科材料
6. 冲洗、漂洗	1. 流动水下彻底冲洗表面污物和清洗剂,用软水、纯化水或蒸馏水最后漂洗 2. 冲洗、漂洗要求。彻底冲洗表面的污物、碎屑、清洗剂 3. 质量评价。表面无污物、牙科材料和清洗剂等残留
7. 消毒	1. 首选湿热消毒。水温 90℃以上;时间 > 1min 2. 湿热消毒要求。使用纯化水,器械必须浸于水面下,水温达到 90℃后开始计时 3. 质量评价。器械浸泡于水面下 2cm,有效控制消毒的温度及时间
8. 干燥	1. 将器械置于干燥箱烘干,温度:金属类 70 ～ 90℃,塑胶类 65 ～ 75℃,时间 10 ～ 20min 2. 干燥要求。将器械放入干燥箱,妥善放置,防止尖锐器械损坏 3. 质量评价。目测器械干燥、清洁。清洗不合格的器械,重新返回清洗区处理

表 2-17　常规口腔器械机械清洗操作

操作步骤	操作要求及质量标准
1. 椅旁预清洁	1. 使用后的器械及时用敷料或酒精棉球擦去未干的牙科材料和污物,治疗完毕分类并置于回收盒加盖暂存 2. 质量评价。及时去除未干的材料及污物
2. 操作前准备	1. 工作人员采取标准预防措施,禁用手直接接触锐器尖端,做好个人防护,手套、口罩、防护服、眼罩或面罩 2. 清洗消毒机、清洗剂、除锈剂、专用清洗篮筐等,备手消毒剂
3. 清洗前评估	1. 评估清洗消毒机清洗剂是否足量,喷淋臂转动是否平衡,清洗机腔体是否清洁无杂物 2. 评估标准预防措施是否正确,分类台物品放置空间充裕 3. 评估清洗设备、功能完好,处于备用状态
4. 预处理、浸泡	1. 手工去除器械工作端可见的牙科材料,器械表面的糊剂可用专用清洗剂溶解去除。有血迹干涸的器械放入多酶液浸泡 5 ～ 10min 2. 处理要求。去除器械表面肉眼可见的牙科材料及污物 3. 质量评价。手工预处理后,进入清洗消毒机清洗,提高清洗质量
5. 装载	1. 根据器械的种类和特性分类放置,选择专用的清洗架或清洗网篮进行正确装载,有关节和轴部的器械要充分打开,直线型器械等勿重叠放置;将专用清洗架和清洗网篮放于匹配的清洗篮筐里 2. 装载要求。器械分类放置,确保器械放置不重叠、堆放 3. 质量评价。水流可充分冲洗到器械
6. 进机清洗	1. 把装载好的器械放进清洗机,检查喷淋臂。根据污染器械的种类选择清洗程序,按"启动"键进入预洗、主洗、漂洗与消毒程序 2. 进机清洗要求。清洗篮筐进入清洗机后检查物品放置是否移位,是否影响喷淋臂自由旋转;启动后观察运行情况,有故障及时排除 3. 质量评价。器械装载不影响喷淋臂自由旋转,喷水口无阻塞

操作步骤	操作要求及质量标准
7. 卸载	1. 程序结束后,用干净的手或戴清洁手套取出器械,检查机内、腔底是否有小器械等物品跌落。检查器械洁净度及清洗参数,做好记录 2. 卸载要求。卸载前洗手,防止二次污染,注意防止烫伤;检查机内、腔底无杂物,是否有小器械跌落 3. 质量评价。目测器械干燥、清洁。清洗不合格的器械,重新返回清洗区处理

2. 牙科手机的清洗及保养

（1）牙科手机是安装在各类牙钻机末端,用于夹持车针,完成对牙体的钻、磨、切、削,以及修复体的修整和抛光等。牙科手机的种类较多,根据其转速和结构,可分为高速手机和低速手机。

（2）牙科手机的清洗保养原则:牙科手机应根据内部结构或功能选择适宜的清洗保养方法,特殊用途的牙科手机,应遵循生产厂家或供应商提供的使用说明进行清洗与保养（表 2-18 ~ 表 2-21）。

表 2-18　牙科手机手工清洗操作

操作步骤	操作要求及质量标准
1. 椅旁预清洁(图 2-24)	1. 牙科手机使用后带车针情况下及时踩牙椅脚闸冲洗手机水路、气路 30s,卸下手机,取下车针,用敷料及时去除手机表面黏性大的污物及牙科材料 2. 质量评价。及时去除未干的材料及污物
2. 操作前准备	1. 工作人员采取标准预防措施,禁用手直接接触锐器尖端,做好个人防护,手套、口罩、防护服、眼罩或面罩 2. 多酶清洗剂、软毛刷、海绵、高压水气枪等清洗工具,备手消毒剂
3. 清洗前评估	1. 评估手套无穿孔,分类台物品放置空间充裕 2. 评估器械污染程度及是否干涸 3. 评估配制多酶浸泡液。浓度 1∶200,水温 40 ~ 60℃ 4. 评估各物品是否齐全、完好,处于备用状态
4. 检查	1. 工作人员采取标准预防措施,附加防护面罩 2. 检查手套无穿孔,分类台备快速消毒剂 3. 配制 1∶200 多酶浸泡液,水温 40 ~ 60℃ 4. 质量评价。各物品处于备用状态
5. 冲洗、刷洗	1. 将手机置于流动水下冲洗,初步去除表面污染物 2. 使用软毛刷对牙科手机表面螺纹、缝隙及水气出口处进行刷洗 3. 刷洗要求。在液面下进行刷洗,防止产生气溶胶和水花飞溅 4. 质量评价。目测无可见污迹及牙科材料
6. 冲洗、漂洗	1. 流动水下彻底冲洗表面污物和清洗剂 2. 高速手机可使用压力水枪通过驱动孔在水面下进行内腔清洗,使用软水或纯化水进行终末漂洗及管腔冲洗

续表

操作步骤	操作要求及质量标准
6. 冲洗、漂洗	3. 低速手机由于结构不同,难以进行内部,清洗应根据生产厂家或供应商提供的使用说明书进行清洗保养 4. 用软水、纯化水或蒸馏水最后漂洗 5. 冲洗、漂洗要求。彻底冲洗表面的污物、碎屑、清洗剂 6. 内腔清洗要求。在液面下进行,通过手机的驱动孔进行冲洗 7. 质量评价。表面无污物、牙科材料和清洗剂等残留
7. 消毒	1. 首选湿热消毒。水温 90℃以上;时间 > 1min 2. 湿热消毒要求。使用纯化水,器械必须浸于水面下,水温达到 90℃后开始计时 3. 质量评价。器械浸泡于水面下,有效控制消毒的温度及时间
8. 干燥	1. 置于干燥箱或用消毒的擦布进行表面干燥;尽快使用压力气枪吹干管腔内水分 2. 干燥要求。管腔干燥时机头前面用塑料袋或吸水巾包裹 3. 质量评价。目测手机干燥、清洁

表 2-19　牙科手机机械清洗操作

操作步骤	操作要求及质量标准
1. 椅旁预清洁	1. 牙科手机使用后带车针情况下及时踩牙椅脚闸冲洗手机水路、气路 30s,卸下手机,取下车针,用敷料及时去除手机表面黏性大的污物及牙科材料 2. 质量评价。及时去除未干的材料及污物
2. 操作前准备	1. 工作人员采取标准预防措施,禁用手直接接触锐器尖端,做好个人防护,手套、口罩、防护服、眼罩或面罩 2. 手机清洗机、专用手机清洗架、多酶清洗剂等,备手消毒剂
3. 清洗前评估	1. 评估清洗机清洗剂是否足量,喷淋臂转动是否平衡,手机插座过滤网是否清洁无杂物 2. 评估标准预防措施是否正确,分类台物品放置空间充裕 3. 评估清洗设备、功能完好,处于备用状态
4. 检查	1. 检查手机清洗前的状态,评估污染情况 2. 检查要求。检查手机的完整性,外观是否有摔凹陷痕迹,并做好记录;污染物严重或干涸的要手工刷洗再进行机械清洗 3. 质量评价。检查发现异常有记录,经手工处理后的手机进行机械清洗,提高清洗质量
5. 装载(图 2-25)	1. 根据手机的种类选择专用的手机清洗插座;将手机稳妥插放于专用的清洗架 2. 装载要求。手机插放于合适的清洗插座,装载过程要小心轻放,防碰撞、跌落,造成手机损坏 3. 质量评价。手机插放稳妥,无跌落、碰撞
6. 进机清洗	1. 检查确定手机插放固定好。检查喷淋臂,可自由旋转。把清洗架推至轨道尽头,关门,选择程序启动 2. 进机要求。把清洗架推至轨道尽头,动作轻柔,防止手机跌落腔底 3. 选择清洗程序,启动清洗机,观察运行情况 4. 质量评价。清洗架就位正确,清洗机正常工作

操作步骤	操作要求及质量标准
7. 卸载	1. 程序结束后,稳妥取出手机。检查手机洁净度及清洗参数,做好记录 2. 卸载要求。卸载前洗手,防止二次污染,注意防止烫伤 3. 检查机内、腔底无杂物,是否有手机跌落;检查手机插座是否有手机密封胶圈等配件遗落 4. 质量评价。目测表面无污物、碎屑,出水口未见污物堵塞;清洗质量不合格的,及时退回去污区重新处理
8. 干燥	1. 卸载后手机置于干燥箱或用消毒的擦布进行表面干燥;并尽快使用压力气枪吹干管腔内水分 2. 干燥要求。管腔干燥时机头前面用塑料袋或吸水巾包裹 3. 质量评价。目测手机干燥、清洁

表 2-20　牙科手机手工注油养护操作

操作步骤	操作要求及质量标准
1. 操作前准备	1. 工作人员采取标准预防措施,禁用手直接接触锐器尖端,做好个人防护,手套、口罩、防护服、眼罩或面罩 2. 手用手机润滑剂、匹配的注油接头、油脂笔、吸水巾或低落絮擦布、塑料袋等,备手消毒剂
2. 养护前评估	1. 评估润滑剂是否足量,注油接头是否合适 2. 评估标准预防措施是否正确 3. 评估各物品是否齐全、完好,处于备用状态
3. 检查	1. 检查手机头后盖弹起是否灵活自如。检查表面清洁度及观察表面外观是否有摔凹陷痕迹 2. 检查要求。检查手机的完整性,外观是否有摔凹陷痕迹,并做好记录 3. 质量评价。手机表面清洁、完好
4. 注油养护(图 2-26)	1. 采用压力罐润滑剂,选择合适的注油接头,将手机正确接好,用清洁的纱布或吸水纸包住手机头,按压顶部按钮 1 秒钟以上。内油路式牙科手机宜采用油脂笔进行润滑 2. 养护要求。养护前要吹干手机内腔水分,选择合适的注油接头,确保注油养护质量 3. 质量评价。注油后无污油流出
5. 观察、去除余油	1. 注油后观察从机头喷出的油的颜色。若浑浊,重复再注油,直到干净。用清洁的纱布抹去手机表面多余的油,用气枪去除管腔内多余的油 2. 操作要求。注油后要去除管腔内多余的油,避免出现油包及影响手机的使用 3. 质量评价。目测表面清洁,手机清洁润滑

表 2-21　牙科手机的机械注油养护操作

操作步骤	操作要求及质量标准
1. 操作前准备	1. 工作人员采取标准预防措施,禁用手直接接触锐器尖端,做好个人防护,手套、口罩、防护服、眼罩或面罩 2. 机用手机润滑油、手机注油机、吸水巾或低落絮擦布、塑料袋等,备手消毒剂
2. 操作前评估	1. 评估润滑剂是否足量,机器注油接头是否合适 2. 评估标准预防措施是否正确 3. 评估各物品是否齐全、完好,处于备用状态
3. 检查	1. 检查手机头后盖弹起是否灵活自如。检查表面清洁度及观察表面外观是否有摔凹陷痕迹 2. 检查要求。检查手机的完整性,外观是否有摔凹陷痕迹,并做好记录 3. 质量评价。手机表面清洁、完好
4. 注油养护(图2-27)	1. 使用全自动注油养护机,正确将手机插入注油机中相对应的插口(高速或低速),合上机盖,按下开始键,自动完成注油养护 2. 养护要求。养护前要吹干手机内腔水分 3. 质量评价。注油后无污油流出
5. 观察、去除余油	1. 注油后观察从机头喷出的油的颜色。若浑浊,重复再注油,直到干净。用清洁的纱布抹去手机表面多余的油,用气枪去除管腔内多余的油 2. 操作要求。注油后要去除管腔内多余的油,避免出现油包及影响手机的使用 3. 质量评价。目测表面清洁,手机清洁润滑

（3）手机清洗养护的注意事项

1）由于内部结构的差异,清洗或保养牙科手机时,应根据不同手机选择正确的方法。

2）清洗前卸下车针,勿用腐蚀性的消毒液浸泡清洗手机。

3）管腔清洗和干燥时使用压力水枪和压力气枪的压力宜在 2.0～2.5bar 之间,不宜超过手机的工作压力。不同规格和品牌的手机有不同的压力要求,请根据本院使用的手机品牌参照使用说明书或咨询专业工程师。

4）由于低速手机结构不同,内部及轴承宜选择有清洁作用的清洁润滑油进行清洁润滑,特殊的注油方法可参照使用说明书或咨询专业工程师。

5）注油后要去除管腔内多余的油,避免出现油包及影响手机的使用等（图 2-24～图 2-27）。

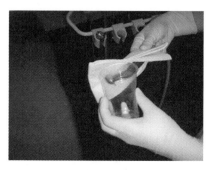

图 2-24　手机椅旁预清洁——冲洗管腔

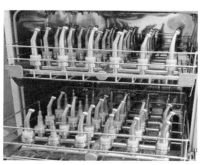

图 2-25　手机机械清洗

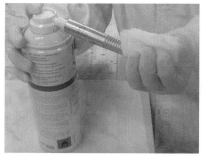

图 2-26　手机手工注油

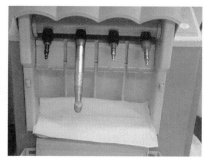

图 2-27　手机机械注油

3. 超声波洁牙手机的清洗　超声波洁牙手机宜采用手工清洗方法（表 2-22）。

表 2-22　超声波洁牙手机手工清洗操作

操作步骤	操作要求及质量标准
1. 椅旁预清洁	1. 治疗完毕后用敷料擦拭及时去除手机表面的污物及牙科材料,拆卸工作尖,分类放置 2. 质量评价。及时去除未干的材料及污物
2. 操作前准备	1. 工作人员采取标准预防措施,禁用手直接接触锐器尖端,做好个人防护,手套、口罩、防护服、眼罩或面罩 2. 多酶清洗剂、小毛刷、海绵、气枪等清洗工具,备手消毒剂
3. 清洗前评估	1. 评估手套无穿孔,分类台物品放置空间充裕 2. 评估配制多酶浸泡液　浓度 1∶200,水温 40～60℃ 3. 评估各物品是否齐全、完好,处于备用状态 4. 评估标准预防措施是否正确 5. 评估器械污染情况
4. 预处理	1. 工作端血迹干涸采用多酶液浸泡 2. 浸泡要求。血迹干涸用多酶溶液浸泡 5～10min,带电机的洁牙手机勿浸泡电极端,防止电极进水 3. 质量评价。浸酶时工作端须过液平面,保证充分湿润,电极端无进水

续表

操作步骤	操作要求及质量标准
5. 刷洗、超声清洗（图 2-28）	1. 使用小毛刷刷洗工作端的螺纹、缝隙处，可拆卸部分应拆开后清洗。必要时可采用超声清洗工作端 3 ~ 5min 2. 刷洗要求。在液面下进行刷洗，防止产生气溶胶和水花飞溅 3. 超声清洗时勿浸泡洁牙手机电极端，防止电极进水 4. 质量评价。目测无可见污物、血迹
6. 冲洗、漂洗	1. 流动水下彻底冲洗表面污物和清洗剂。软水或纯化水最后漂洗 2. 冲洗、漂洗要求。彻底冲洗表面的污物、血迹、清洗剂 3. 质量评价。表面及螺纹处无污物、血迹和清洗剂残留
7. 消毒	1. 选用湿热消毒。水温 90℃以上；时间 > 1min 2. 消毒要求。使用纯化水，洁牙手机工作端浸于水面下，勿浸泡电极端，防止电极进水，水温达到 90℃后开始计时 3. 质量评价。手机工作端浸泡于水面下，有效控制消毒的温度及时间
8. 干燥	1. 置于干燥箱或用消毒的擦布进行表面干燥，使用压力气枪吹干管腔内及缝隙处水分 2. 干燥要求。内腔要用气枪吹干 3. 质量评价。目测表面无污物，缝隙、螺纹处无污垢、血迹

注意事项：

（1）清洗前拆卸工作尖，注意工作尖与手柄连接处的彻底清洗。

（2）可拆卸的应拆开清洗。

（3）带电机的洁牙手机勿浸泡清洗，防止电极进水（图 2-28）。

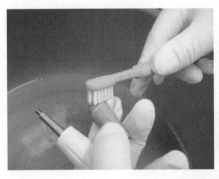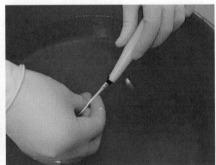

图 2-28　洁牙手机刷洗，拆开清洗

4. 牙科小器械的清洗

（1）牙科小器械指规格较小的牙科器械，如各种型号车针、磨石，根管锉、根管扩大器、超声工作尖及种植 I 期手术钻头等（表 2-23 ~ 表 2-25）。

表 2-23 车针及扩大针类小器械手工清洗操作

操作步骤	操作要求及质量标准
1. 椅旁预清洁(图 2-29)	1. 使用后的小器械及时用敷料或 75% 酒精棉球擦拭,及时去除未干的牙科材料和污物,扩锉针类可采用盛有根管冲洗液的海绵器皿,椅旁护士手持扩大针柄上下提插的方法去除污物 2. 质量评价。及时去除未干的材料及污物
2. 操作前准备	1. 工作人员采取标准预防措施,禁用手直接接触锐器尖端,做好个人防护,手套、口罩、防护服、眼罩或面罩 2. 多酶清洗剂、牙科器械专用清洗剂、去垢剂、小毛刷、牙用镊等清洗工具,备手消毒剂
3. 清洗前评估	1. 评估手套无穿孔,分类台物品放置空间充裕 2. 评估配制多酶浸泡液　浓度 1∶200,水温 40～60℃ 3. 评估各物品是否齐全、完好,处于备用状态 4. 评估标准预防措施是否正确 5. 评估器械污染情况
4. 预处理、浸泡	1. 用镊子去除车针工作端棉卷以及大块黏性污物,扩锉针类表面的糊剂可用专用清洗剂溶解去除。有血迹干涸的器械放入多酶液浸泡 5～10min 2. 预处理要求。去除车针工作端棉卷和软组织等大块异物,以及扩锉针类手柄和工作端黏性糊剂和污物 3. 质量评价。未见大块异物,浸酶时须过液平面,保证充分湿润
5. 超声清洗、刷洗	1. 车针和扩大针放入专用多孔清洗架,其余小器械分类放入合适的小网篮。将清洗架和小网篮置于超声机,用多酶清洗剂超声 3～5min。使用小毛刷刷洗工作端 2. 超声清洗要求。清洗架和小网篮置于液面下,小器械距离液面 ≥ 2cm,水温 40～45℃,超声机加盖子,防止气溶胶产生 3. 刷洗要求。在液面下进行刷洗,防止产生气溶胶和水花飞溅 4. 质量评价。目测无可见污物,超声机操作正确
6. 冲洗、漂洗	1. 流动水下彻底冲洗表面污物和清洗剂,用软水、纯化水或蒸馏水最后漂洗 2. 漂洗要求。彻底冲洗表面的污物、碎屑、清洗剂 3. 质量评价。表面无污物、牙科材料和清洗剂等残留
7. 消毒	1. 首选湿热消毒。水温 90℃ 以上;时间 > 1min 2. 湿热消毒要求。使用纯化水,器械必须浸于水面下,水温达到 90℃ 后开始计时 3. 质量评价。器械浸泡于水面下,有效控制消毒的温度及时间
8. 干燥	1. 将小器械置于干燥箱烘干,温度:70～90℃,时间 10～20min 2. 干燥要求。将小器械带清洗架放入干燥箱,妥善放置,防丢失 3. 质量评价。目测车针表面无污物、碎屑;根管扩、锉针螺纹光洁、无污物;超声工作尖无血污、出水口通畅

表 2-24　车针及扩大针类小器械机械清洗操作

操作步骤	操作要求及质量标准
1. 椅旁预清洁	1. 使用后的小器械及时用敷料或酒精棉球擦拭,及时去除未干的牙科材料和污物,扩、锉针类可采用盛有根管冲洗液的海绵器皿,椅旁护士手持扩大针柄上下提插的方法去除污物 2. 质量标准。及时去除未干的材料及污物
2. 操作前准备	1. 工作人员采取标准预防措施,禁用手直接接触锐器尖端,做好个人防护,手套、口罩、防护服、眼罩或面罩 2. 多酶清洗剂、牙科器械专用清洗剂、去垢剂、清洗消毒机、清洗架、专用清洗篮筐、牙用镊等清洗工具,备手消毒剂
3. 清洗前评估	1. 评估清洗机清洗剂是否足量,检查喷淋臂转动是否平衡 2. 评估小器械的种类,备专用清洗架或带盖清洗网篮 3. 评估各物品是否齐全、完好,处于备用状态 4. 评估标准预防措施是否正确 5. 评估器械污染情况
4. 预处理、分类、浸泡	1. 手工预处理后,再进入清洗消毒机内清洗。根据种类、诊位分类放置。有血迹干涸的器械放入多酶液浸泡 5 ~ 10min 2. 评估污染程度,黏性大的污物须手工刷洗 3. 预处理要。手工去除车针工作端棉卷以及大块黏性污物,扩、锉针类表面的糊剂可用牙科器械专用清洗剂溶解去除 4. 质量评价。经预处理后的小器械能进机进行清洗,提高清洗质量
5. 装载(图 2-30)	1. 根据小器械的种类选择专用的清洗架和清洗网篮;将专用清洗架和清洗网篮放于匹配的清洗篮筐里 2. 装载要求。扩、锉针类的清洗架要放置于专用的清洗篮筐里固定、加盖,防止漂出篮筐外造成损坏、丢失;车针架开口向水流方向;确认小网篮的盖子固定 3. 质量评价。确保放置不重叠,水流可充分冲洗到每一层面;防止小器械随水流漂出篮筐外造成损坏、丢失
6. 进机清洗	1. 检查小器械摆放正确、固定;检查喷淋臂,可自由旋转;放入清洗消毒机内或选择长龙清洗机,选择合适程序启动清洗 2. 进机清洗要求。清洗篮筐进入清洗机后检查物品放置是否移位,是否影响喷淋臂自由旋转;启动后观察运行情况,有故障及时排除 3. 质量评价。器械装载不影响喷淋臂自由旋转,喷水口无阻塞,水流可充分冲洗到器械
7. 卸载	1. 程序结束后,取出器械。检查器械洁净度及清洗参数,做好记录 2. 卸载要求。卸载前洗手,防止二次污染,注意防止烫伤;检查机内、腔底无杂物,是否有小器械跌落 3. 质量评价。目测车针表面无污物、碎屑;根管扩、锉针螺纹光洁、无污物;超声工作尖无血污、出水口通畅 4. 清洗质量不合格的器械,及时退回去污区重新处理

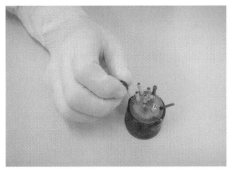

图 2-29 扩锉针类椅旁预清洁

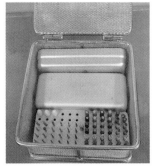

图 2-30 扩锉针类机械清洗装载

表 2-25 种植 I 期手术钻头类小器械手工清洗操作

操作步骤	操作要求及质量标准
1. 椅旁预处理(图 2-31)	1. 有管腔的钻头要及时用注射器初步冲洗,防止血块等干涸堵塞管腔,保湿及时回收处理 2. 质量评价。及时去除未干污物,管腔无堵塞
2. 操作前准备	1. 工作人员采取标准预防措施,禁用手直接接触锐器尖端,做好个人防护,手套、口罩、防护服、眼罩或面罩 2. 多酶清洗剂、小毛刷、牙用镊等清洗工具,备手消毒剂
3. 清洗前评估	1. 评估手套无穿孔,分类台物品放置空间充裕 2. 评估配制多酶浸泡液。浓度 1 ∶ 200,水温 40 ~ 60℃ 3. 评估各物品是否齐全、完好,处于备用状态 4. 评估标准预防措施是否正确 5. 评估器械污染情况
4. 预处理、浸泡	1. 血迹干涸可用多酶溶液浸泡 5min 后再清洗 2. 预处理要求。去除钻头工作端软组织等可见异物,评估血迹是否干涸 3. 质量评价。未见可见异物,浸泡时器械须过液平面,保证充分湿润
5. 冲洗、刷洗(图 2-32)	1. 在流动水下冲洗,初步去除表面污染物。有管腔的钻头先用金属通针去除污物,用压力水枪或注射器将管腔内的血凝块及骨屑彻底冲干净,用小毛刷进行表面的刷洗 2. 刷洗要求。在液面下进行刷洗,防止气溶胶产生和水花飞溅 3. 质量评价。目测表面无可见污物,带管腔的钻头管腔通畅
6. 超声清洗(图 2-33)及冲洗、漂洗(图 2-34)	1. 使用专用装载架或专用清洗盒进行超声清洗。超声清洗完毕后,将器械取出用纯水彻底漂洗干净,使用压力水枪或一次性注射器将带管腔的器械彻底冲洗干净 2. 超声清洗要求。清洗架置于液面下,小器械距离液面 ≥ 2cm,水温 40 ~ 45℃,超声机加盖子,防止气溶胶产生 3. 漂洗要求。彻底冲洗表面及管腔的污物、碎屑、清洗剂 4. 质量评价。表面及管腔无污物清洗剂等残留

续表

操作步骤	操作要求及质量标准
7. 消毒	1. 首选湿热消毒。水温 90℃以上；时间 > 1min 2. 湿热消毒要求。使用纯化水，器械必须浸于水面下，水温达到 90℃后开始计时 3. 质量评价。器械浸泡于水面下，有效控制消毒的温度及时间
8. 干燥	1. 将小器械置于干燥箱烘干，温度：70 ~ 90℃，时间 10 ~ 20min 2. 干燥要求。将小器械带清洗架放入干燥箱，妥善放置，防丢失 3. 质量评价。目测车针表面无污物、碎屑，管腔通畅

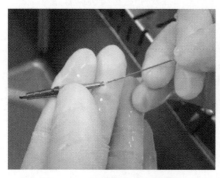

图 2-31　种植钻椅旁预处理

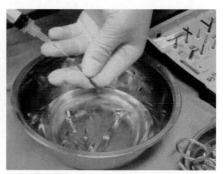

图 2-32　金属通针去除污物

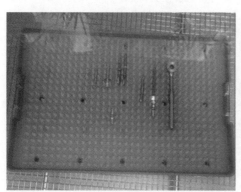

图 2-33　超声清洗

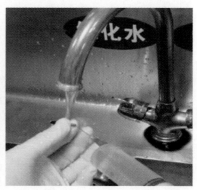

图 2-34　冲洗、漂洗

（2）小器械清洗的注意事项

1）做好椅旁预清洁，及时去除未干的材料及污物，提高清洗质量。

2）使用后注意保湿，及时回收处理，防止血液干涸，增加清洗难度。

3）有管腔的钻头要及时用注射器或高压水枪冲洗管腔，防止血块等干涸堵塞管腔。

4）超声清洗时，使用专用插架或清洗盒，避免钻头之间相互碰撞磨损。

5）超声清洗按规范操作，遵循厂家的使用说明书或指导手册。

5. 印模托盘的清洗（表 2-26）

表 2-26　印模托盘手工清洗操作

操作步骤	操作要求及质量标准
1. 预处理（图 2-35）	1. 阴膜脱模后用 500mg/L 含氯消毒液浸泡 30min，流水冲洗 30s；手工去除大块印模材料，再进行回收处理 2. 质量评价。托盘上未见大块印模材料
2. 操作前准备	1. 工作人员采取标准预防措施，禁用手直接接触锐器尖端，做好个人防护，手套、口罩、防护服、眼罩或面罩 2. 托盘专用清洗剂、小毛刷、探针等清洗工具，备手消毒剂
3. 清洗前评估	1. 评估手套无穿孔，分类台物品放置空间充裕 2. 评估配制托盘清洗剂是否正确 3. 评估各物品是否齐全、完好，处于备用状态 4. 评估标准预防措施是否正确 5. 评估器械污染情况
4. 浸泡	1. 用稀释后的托盘清洁剂浸泡 30min 以上 2. 浸泡要求。浸泡 30min 以上或参考产品使用说明书 3. 质量评价。浸泡后污染物松散易清洗
5. 刷洗（图 2-36）	1. 使用小毛刷进行表面刷洗，使用探针去除黏附在托盘小孔及缝隙中的印模材料及污物 2. 刷洗要求。在液面下进行刷洗，防止产生气溶胶和水花飞溅 3. 质量评价。目测无可见污迹及印模材料
6. 冲洗、漂洗	1. 流动水下彻底冲洗表面污物和清洗剂，用软水、纯化水或蒸馏水最后漂洗 2. 冲洗、漂洗要求。彻底冲洗表面的污物、碎屑、清洗剂 3. 质量评价。表面无污物、印模材料和清洗剂等残留
7. 干燥	1. 将器械置于干燥箱烘干，温度 70 ~ 90℃，时间 10 ~ 20min 2. 干燥要求。将器械放入干燥箱，妥善放置 3. 质量评价。目测表面及缝隙中无印模材料及污物。清洗不合格的重新返回清洗区处理

注意事项：印模托盘属中度危险器械，可选择压力灭菌或高水平消毒的方法，灭菌或高水平消毒后清洁保存备用。

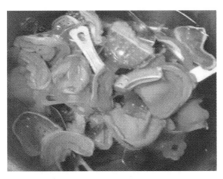

图 2-35　阴膜脱模后处理

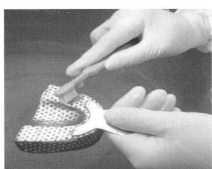

图 2-36　托盘手工刷洗

第三章

消毒与干燥技术

学习目的

1. 掌握消毒的基本概念、消毒技术的使用原则、消毒方法。
2. 掌握干燥的原则和方法。
3. 熟悉不同消毒方法的定义、注意事项。
4. 掌握干燥的基本技能和操作。

学习要点

本章节主要讲述消毒与干燥技术。重点介绍了消毒的概念、目的和方法，包括热力消毒和化学消毒；干燥的原则及方法，包括手工干燥和设备干燥，提供了手工干燥和设备干燥的操作步骤、操作要求及质量标准。

第一节　消毒的基础知识

一、消毒的概念

消毒是指杀灭或清除传播媒介上的病原微生物，使其达到无害化处理。消毒技术是指利用物理、化学等多种方法作用于被消毒物品，达到去除或杀死病原微生物目的的方法。

二、消毒的目的

使包装过程工作人员及清洁物品不被病原微生物污染；工作环境清洁、避免物品再次交叉感染；消毒后的诊疗物品直接发放使用科室，安全地用于患者。

三、消毒技术在 CSSD 的使用原则

1. 选择热力消毒、化学消毒剂等方法，其使用的消毒产品必须符合国家相关的规定，经卫生行政部门批准的消毒剂，确定质量符合行业标准。

2. 直接接触病人破损黏膜、侵入性的医疗器械，优先选择灭菌技术。

3. 接触病人完整皮肤、黏膜的医疗器械、器具和物品必须达到消毒水平，如止血带、氧气湿化瓶、麻醉面罩、呼吸机管道等。

4. 医疗器械及物品进行消毒前，必须先彻底清洗。

5. 耐高温、耐湿的物品和器材，首选热力清洗消毒方法。消毒后直接使用的诊疗器械、器具和物品，湿热消毒温度应 $\geq 90℃$，时间 $\geq 5min$，或 $A_0 \geq 3\ 000$，消毒后继续灭菌处理的，其湿热消毒 $\geq 90℃$，时间 $\geq 1min$，或 $A_0 \geq 600$。

6. 耐湿不耐高温的物品使用化学消毒方法。

7. 使用化学消毒剂前应了解消毒剂的理化特性和有效使用期，对有挥发性或易分解的宜现用现配，有明确的配制及使用方法的指引。

8. 使用消毒技术前，应确认被消毒物品达到清洁要求，以降低影响消毒效果的因素。

第二节　消毒方法

一、热力消毒

（一）定义

A_0：80℃条件下、Z=10 时，杀死或灭活特定微生物群所需要的时间。湿热消毒水平采用 A_0 值表示，是衡量湿热处理对微生物致死效果的尺码。A_0 的数学计算公式如下：

$A_0 = \sum 10^{(T-80)/z} \Delta t$。Z值是在杀灭微生物过程中，湿热消毒过程所引起的微生物失活状态下的变化率，该变化率是成10倍关系变化的。T是消毒物品的温度，以摄氏为单位，t是选择的时间间隔，以秒为单位；在计算 A_0 值时，整体的温度下限应设为65℃，这是因为喜温生物体的 Z 值和 D 值在低于 65℃ 的情况会发生剧烈变化，而在低于 55℃ 的情况下，会有许多生物体发生自身复制。

机械热力消毒时的 A_0 值，是指清洗消毒器内的腔体、器械与器械架的温度与时间均达到热力消毒的要求，是耐高温、耐湿物品和器材消毒的首选方法。

（二）热力消毒水平

$A_0 \geq 600$ 对应80℃、10min 或 90℃、1min，可以杀灭所有细菌繁殖体、真菌和酵母菌，以及一些不耐热的病毒，达到低水平消毒。

$A_0 \geq 3\,000$ 对应80℃、50min 或 90℃、5min，可以灭活肝炎病毒，达到高水平消毒。湿热消毒法的温度、时间应参照表3-1的要求。

表3-1　湿热消毒法的温度与时间（$A_0 \geq 600$）

温度 /℃	消毒时间 /min
90	≥ 1
80	≥ 10
75	≥ 30
70	≥ 100

（三）热力消毒方法

1. **清洗消毒器**　通过清洗消毒程序的设置，完成对医疗物品清洗及消毒处理过程。清洗消毒器在消毒过程中湿热温度与时间，决定被清洗消毒物品是否达到预期的消毒水平。根据物品消毒需要达到的标准，设置清洗消毒器湿热的温度与时间，达到高水平消毒。消毒后直接使用的诊疗器械、器具和物品，如呼吸机管道、鼻腔镜等诊疗物品，热力消毒温度应 ≥ 90℃，时间 ≥ 5min，或 $A_0 \geq 3\,000$，达到高水平消毒；消毒后继续灭菌处理的物品，其热力消毒温度应 ≥ 90℃，时间 ≥ 1min，或 $A_0 \geq 600$，达到低水平消毒。热力消毒应根据被消毒物品材质对温度的敏感性，而适当调整温度与时间，如对耐热较差的物品，选择 80℃，10 ~ 15min，以达到不同级别的消毒水平。

2. **煮沸消毒**

（1）煮沸是湿热消毒中最简单易行的方法，是通过水的传导作用，将热能作用于微生物，起到杀灭作用。沸水的温度在标准大气压下为100℃，消毒时间一般为水沸腾后维持5 ~ 15min。水沸腾 5min 足够杀死细菌繁殖体、结核分枝杆菌、真菌和一般病毒，如果要杀灭芽孢，则需要煮沸 1～2h。

（2）使用范围：利用煮沸消毒器（图3-1）进行湿热消毒的方法。可用于耐高温、耐高湿材质的器械和物品消毒，包括不锈钢等金属类、玻璃类、一些耐高温的塑胶类材质器械。

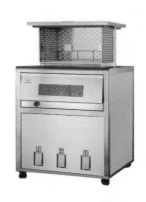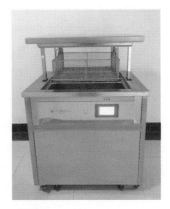

图 3-1　煮沸消毒器

（3）注意事项

1）物品应先清洗后煮沸消毒。

2）煮沸物品需用蒸馏水或纯化的水煮沸，避免物品上有水垢。

3）中途加入物品时，应按照最后放入的器械时间，重新计算消毒时间。

4）煮沸器的盖应严密关闭，以保持沸水温度。

5）煮沸消毒的物品应及时取出，以免生锈。

6）玻璃类冷水时放入，橡皮类水沸后放入，以免橡胶变软。

7）所有物品必须浸在水面以下。

8）每次所放入消毒器物品的量不应超过消毒器容量的 3/4。

3. 流动蒸汽消毒

利用标准大气压下 100℃ 的水蒸气来进行消毒。一般细菌的繁殖体 15～30min 就能被杀灭，但芽孢无法用这种方法灭活。

（四）热力消毒注意事项

1. 微生物种类　各种微生物对热敏感性不同，细菌繁殖体在 80℃、10min 可致死；芽孢菌、破伤风梭菌芽孢在 100℃ 条件下 1h 可致死。

2. 对热的抵抗力　物体表面混有血清、蛋白质、糖等物质的微生物对热的抵抗力增加。当微生物受到有机物保护时，需提高温度或延长加热时间，才能取得可靠的消毒效果。

3. 温度　温度表示热能的水平，是热力消毒和灭菌的主要因素。无论是干热还是湿热，都是随温度的升高灭活微生物的速度加快。

4. **气压** 气压直接影响水与蒸汽的温度。气压越高，水的沸点越高。不同海拔的大气压不同，水的沸点也不同。随着海拔的升高，气压相应的下降，水的沸点亦有降低。水煮沸温度因当地地势高低而不同，地势越高，水的沸点温度越低，消毒时间越久。在压力锅内的压力越大，蒸汽的温度越高，杀菌作用的速度越快。

5. **水质** 使用煮沸消毒方法，应选择纯化的水或蒸馏水，以减少水垢对器械消毒质量的影响。

二、化学消毒

（一）定义

使用化学消毒剂，通过擦拭、浸泡等方法将被消毒物品表面的致病微生物杀死，达到消毒水平。

（二）化学消毒水平

根据消毒因子的适当剂量（浓度）、强度和作用时间对微生物的杀灭能力，分为高水平消毒、中水平消毒和低水平消毒。高水平消毒能杀灭一切细菌繁殖体包括分枝杆菌、病毒、真菌及其孢子和绝大多数细菌芽孢。中水平消毒能杀灭除细菌芽孢以外的各种病原微生物包括分枝杆菌。低水平消毒能杀灭细菌繁殖体（分枝杆菌除外）和亲脂病毒的化学消毒方法。CSSD 在没有热力消毒或器械不耐热的条件下，对手工清洗后的器械选择化学消毒剂消毒方法，可采用 75% 乙醇、酸性氧化电位水等腐蚀性较小，适用于诊疗器械消毒的化学消毒剂，并符合卫生健康委相关规定，提供安全评估报告。

（三）适用范围

1. **手工清洗后的器械消毒** 医院没有热力清洗消毒设施，需要选择化学消毒。CSSD对所有污染器械清洗后，采取浸泡消毒。

2. **不耐热的器械** 对于不能耐受 80℃ 温度的器械，选择化学消毒。

（四）常用化学消毒剂和使用方法

1. **酸性氧化电位水**

（1）手工清洗后的待消毒物品，应先彻底清除器械、器具和物品上的有机物再进行消毒处理。使用酸性氧化电位水（图 3-2）流动冲洗或浸泡消毒 2min，净水冲洗 30s。每次使用前，应在使用现场酸性氧化电位水出水口处，分别监测 pH 和有效氯浓度。监测值应符合指标要求。

（2）检测有效成分指标和方法。

1）检测有效成分指标：有效氯含量为 60mg/L ± 10mg/L；pH 范围 2.0 ~ 3.0；氧化还原电位（ORP）≥ 1 100mV；残留氯离子 < 1 000mg/L。

2）有效氯含量试纸检测方法：应使用精密有效氯检测试纸，其有效氯范围应与酸性氧化电位水的有效氯含量接近，具体使用方法见试纸使用说明书。

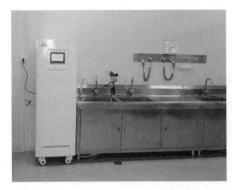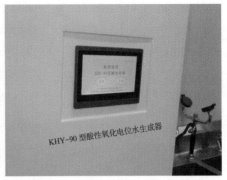

图 3-2 酸性氧化电位水

3）pH 试纸检测方法：应使用精密 pH 检测试纸，其 pH 范围与酸性氧化电位水的 pH 接近。具体使用方法见 pH 试纸使用说明书。

4）氧化还原电位（ORP）的检测方法：①取样。开启酸性氧化电位水生成器，待出水稳定后，用 100ml 小烧杯接取酸性氧化电位水，立即进行检测。②检测。氧化还原电位检测可采用铂电极，在酸度计"mV"挡上直接检测读数。具体使用方法见使用说明书。

5）氯离子检测方法：①取样。按使用说明书的要求开启酸性氧化电位水生成器，待出水稳定后，用 250ml 磨口瓶接取酸性氧化电位水至瓶满后，立即盖好瓶盖，送实验室进行检测。②检测。采用硝酸银容量法或离子色谱法，详细方法见 GB/T 5750.5。

（3）注意事项

1）酸性氧化电位水对光敏感，有效氯浓度随时间延长而下降，宜现制备现用。

2）储存应选用避光、密闭、硬质聚氯乙烯材质制成的容器。室温下储存 ≤ 3 天。

3）对铜、铝等非不锈钢的金属器械、器具和物品有一定的腐蚀作用，应慎用。

4）不得将酸性氧化电位水和其他药剂混合使用。

5）皮肤过敏人员操作时应戴手套。

6）酸性氧化电位水长时间排放可造成排水管路的腐蚀，故应每次排放后在排放少量碱性还原电位水或自来水。

2. 乙醇　又称为"酒精"，依据 GB 26373—2010 乙醇消毒剂卫生标准的要求，主要用于手和皮肤消毒，也可用于体温计，血压计等医疗器具，精密仪器的表面消毒。不宜用于空气消毒及医疗器械的浸泡消毒。CSSD 主要用于不耐热不耐湿的精密器械，进行表面擦拭消毒。70% ~ 75% 的酒精消毒剂均匀的喷雾或擦拭于物体表面，使其保持湿润或擦拭物体表面二遍，作用 3min。

90% ~ 95% 的酒精用于辅助管腔内干燥。过高浓度的酒精会在细菌表面形成一层保护膜，阻止其进入细菌体内，难以将细菌彻底杀死。若酒精浓度过低，虽可进入细菌，但不能将其体内的蛋白质凝固，同样也不能将细菌彻底杀死。

此消毒剂易燃，远离火源。避光，置于阴凉，干燥，通风处密封保存。

3. **含氯消毒剂** 含氯消毒剂具有经济、使用方便和高效等优点，广泛应用于医院临床，但由于其对物品的腐蚀性大，不宜成为 CSSD 首选的消毒方法。含氯消毒剂按照 WS/T 367 的要求或卫生行政部门的相关指南进行配制使用。使用时应及时测量消毒液有效浓度，并根据结果更换消毒剂。配置和使用含氯消毒剂时，要注意职业安全防护，器械轻拿轻放，防止消毒液溅到皮肤或黏膜。一旦被消毒液溅到，应及时冲洗，必要时就诊。

第三节　常用诊疗物品的消毒

一、适用范围

适用于一般常规使用的诊疗物品，包括接触皮肤及浅表体腔、黏膜的诊疗器材物品。如窥鼻器、口腔镜、氧气湿化瓶、呼吸机管路、呼吸球囊、氧气面罩、吸引器、引流瓶、酒精瓶等。

常用的诊疗物品由 CSSD 进行集中处理，有利于诊疗物品达到清洗消毒质量。正确采用适宜的消毒方法，还可节约人力、物力。消毒方法优先选用简单、符合环保要求的热力消毒技术。

二、常用诊疗物品消毒（表 3-2）

表 3-2　常用诊疗物品的消毒操作

操作步骤	消毒要求及标准
1. 操作前准备 人员准备 物品准备	1. 着装符合去污区工作要求。清洁工作服外加穿防护服、专用鞋、戴圆帽(须遮盖全部头发)、外科口罩、手套、护目镜或防护面罩(手工消毒)等 2. 清洗消毒器、消毒设备、化学消毒剂、消毒溶液盛装容器、低落絮擦布,必要时备手消毒剂
2. 消毒前评估	1. 评估清洗消毒器、消毒设备功能完好,处于备用状态 2. 评估化学消毒剂配备足量,在有效期内 3. 评估消毒溶液盛装容器的密闭性
3. 消毒	1. 氧气湿化瓶、引流瓶。可耐受湿热的氧气湿化瓶、引流瓶、氧气面罩、麻醉口罩进行90℃、5min 的热力消毒。对不耐受高温的氧气湿化瓶或引流瓶,酸性氧化电位水流动或浸泡消毒

续表

操作步骤	消毒要求及标准
3. 消毒	2. 呼吸机管路。机械清洗时采用 90℃、5min 或 A₀=3 000 的热力消毒;手工清洗消毒建议使用酸性氧化电位水流动或浸泡消毒。没有条件的情况下,使用 250 ～ 500mg/L 的含氯消毒液,浸泡 10min 消毒 3. 喉镜。对材质不耐受湿热喉镜,用 75% 乙醇抹拭各部位 2 遍,作用 3min 达到中水平的消毒;对材质耐受湿热喉镜,可直接放入清洗消毒器内处理;情况允许时,可在清洗后采用低温灭菌方法
4. 注意事项	1. 物品应先彻底清洗后消毒 2. 耐热、耐湿的器械物品,应首选热力清洗消毒法 3. 按照器械物品说明书推荐的方法进行消毒

第四节　干燥

经过清洗消毒的器械表面有水,是湿的状态。水是细菌滋生的基本条件,最易发生的是真菌生长。器械上可能残留的微生物或被环境中的微生物污染,在有水和适宜的室温条件下会使微生物繁殖,从而影响器械清洗消毒后的质量。器械关节或齿槽等缝隙部位,存有水分还可以引起器械锈蚀,增加清洗难度,影响使用功能,缩短器械使用寿命,锈蚀也是器械损坏的主要原因。器械干燥处理的意义是能够阻止微生物的污染繁殖,确保消毒后直接使用物品的质量;提高器械灭菌质量,例如化学气体灭菌对干燥度有较高的要求,器械表面过湿会降低消毒剂作用,影响灭菌效果。

一、干燥的原则

WS 310.2 中规定器械的干燥方法,宜首选使用干燥设备。无干燥设备的或不耐热器械、器具和物品可使用低落絮擦布或压力气枪进行手工干燥处理。器械干燥操作原则应包括以下方面:

1. 清洗消毒后的器械及时进行干燥处理。

2. 不应采用晾干的自然干燥方式,避免器械和物品滋生微生物或被环境污染。

3. 应根据器械的材质选择适宜的干燥温度,金属类干燥温度 70 ～ 90℃;塑胶类干燥温度 65 ～ 75℃。

4. 穿刺针、手术吸引管等管腔类器械,可在干燥设备处理之后,再用压力气枪进行干燥处理。也可使用专用棉条进行干燥。

5. 应使用干燥设备对呼吸及麻醉管道进行干燥,保证消毒质量和使用安全。

6. 干燥设备应根据厂家说明进行维护和保养。应保持干燥柜或箱内的清洁,每天进行表面清洁擦拭,每月检查清洁过滤器和密封圈,定期对干燥性能效果进行检测。

二、干燥方法

（一）手工干燥方法

1. **手工擦拭** 适用于不耐热器械、器具和物品的表面干燥。操作中应使用低落絮擦布，特别注意和防止落絮与微生物的污染因素，同时保持操作人员手的清洁。

2. **压力气枪**

（1）适用范围：适用于对细长器械、塑胶类材质的管腔物品的辅助干燥处理。

（2）使用方法

1）压力气枪（图 3-3）的操作方法和步骤，依据产品操作手册使用。

2）一端接于压缩空气管道，管道气源压力 0.45 ~ 0.95MPa，压力气枪工作压力 0.1 ~ 0.3MPa。另一端通过压力气枪喷嘴选择与管腔器械内径适宜的接头，连接于管腔器械上，气枪反复吹气直至无水汽喷出。

（3）注意事项

1）操作时，避免压力气枪吹气口处朝向操作人员和清洗消毒后的物品。

2）穿刺针等锐器进行处理时，应防止人员刺伤。

3）过长的管腔器械不宜采用压力气枪方法处理。

4）每天用后应悬挂在专用挂钩处，做好压力气枪的清洁。

5）特殊器械应遵循器械厂商的说明书进行压力调节。

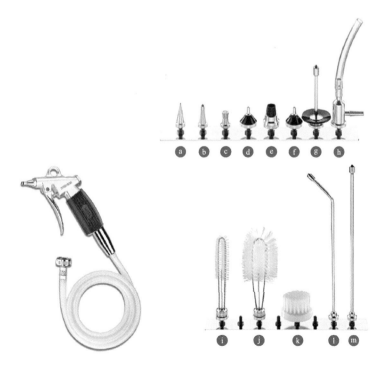

图 3-3 压力气枪

（二）机械干燥

机械干燥（图3-4）具有工作效率高的特点，是器械干燥首选方法。使用机械干燥可以避免手工操作或擦布脱絮等人为因素可能造成的器械污染，保证器械消毒质量安全。

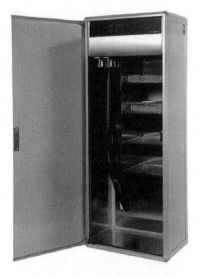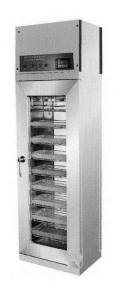

图3-4 干燥柜

1. **工作原理** 干燥柜以电阻丝、电热管为发热源，靠风机循环热量，保持箱内温度，温度可设定在40～90℃。可自动控制温度和时间等。

2. **适用范围** 用于耐热材质的器械包括手术器械、内镜活检钳、穿刺针、玻璃器皿、换药碗、呼吸机及麻醉管路等。

3. **使用方法**

（1）机械干燥应遵循产品说明说和操作规程。

（2）根据器械耐热材质的程度选择干燥温度和时间，根据WS 310.2中规定，金属类干燥温度70～90℃，塑胶类干燥温度65～75℃。

（3）器械、物品置于篮筐中干燥，不要堆积，保持一定的空隙，利于干燥（图3-5）。管腔类器械，如呼吸管路等应使用专用管腔干燥架，悬垂在干燥柜内，使器械表面和内部彻底干燥（图3-6）。金属类器械和橡胶类器械干燥所需要的温度与时间不同，因此宜分开进行干燥。

（4）注意观察设备运行情况。

（5）干燥设备运行结束后，及时关闭柜门，使柜门保持关闭状态。

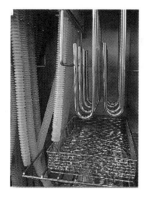
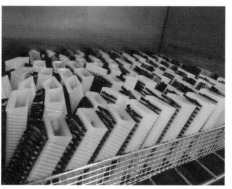
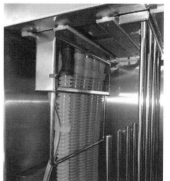

图 3-5　器械、物品置于篮筐内干燥　　　　　图 3-6　呼吸机管路干燥

4. 注意事项

（1）每天进行干燥柜门、显示屏的表面擦拭清洁。每天清理和擦拭柜内腔至少 1 次。

（2）每天运行前检查干燥柜门封是否平整、完好，有无脱出和破损。

（3）干燥结束卸载器械物品时，操作人员佩戴隔热防烫手套卸载器械物品，避免裸手直接接触器械篮筐，防止烫伤（图 3-7）。

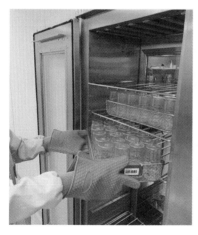
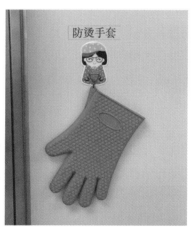

图 3-7　佩戴隔热防烫手套卸载机械干燥后器械、物品

三、干燥操作

（一）手工干燥

1. 操作前准备

（1）人员准备：操作人员个人防护符合 WS 310.2—2016 附录 A 要求。

（2）环境准备：检查包装及灭菌区保持环境整洁、光线充足。

（3）物品准备：清洁低棉絮擦布、压力气枪、操作台、转运车、器械清洗篮筐、标识等物品。

2. 评估

（1）有可遵循的技术操作规程。

（2）评估干燥方法是否适宜器械材质。

（3）评估器械清洗质量合格。

3. 操作

（1）操作台准备：擦布擦拭器械，台面应留有适当的擦拭操作的空间和摆放干燥器械的空间。

（2）干燥擦拭：擦拭动作柔和，宜单件处理。容器类物品的擦拭宜先擦拭外面而后擦拭内面。器械擦拭应收先擦拭器械的水迹，然后再擦拭关节、齿牙等局部的水迹。管腔器械可使用压力气枪清除腔内的水分如穿刺针、妇科刮宫吸管、手术吸引管等干燥。

（3）干燥器械放置：将干燥后的器械分类、有序摆放在台面上。避免再次接触水。

（4）操作后处理：操作结束后，没整理台面，物品归位。

4. 注意事项

（1）保持擦布的清洁，擦布过湿影响干燥效果，应及时更换。

（2）操作人员注意手卫生，在洗手或手消毒后进行器械的手工干燥操作。

（二）机器干燥

1. 操作前准备

（1）人员准备：操作人员个人防护符合 WS 310.2—2016 附录 A 要求。

（2）环境准备：检查包装及灭菌区保持环境整洁、光线充足。

（3）物品准备：干燥柜、操作台、转运车、器械清洗篮筐、清洗架、标识等物品。

2. 评估

（1）评估干燥方法是否适宜器械材质，有可遵循的技术操作规程。

（2）评估器械是否经过清洗。

（3）评估设备处于备用状态。

3. 操作（表 3-3）

（1）器械装载：使用篮筐装载器械；呼吸机管路、麻醉管路使用专用的干燥架。

（2）程序选择：根据标准和材料的适宜性选择干燥温度、时间。

（3）干燥结束：干燥后，卸载器械。

4. 注意事项

（1）装载的器械不要超出器械篮筐，利于干燥彻底。

（2）装载和卸载操作均注意避免烫伤。

表 3-3　干燥操作

操作步骤	操作要求及质量标准
1. 操作前准备	1. 着装符合包装区工作要求。清洁工作服、工作鞋、戴圆帽(须遮盖全部头发)、护目镜 / 面罩(手工干燥)等,做好手卫生 2. 干燥柜、压力气枪、低落絮擦布、隔热防烫手套、操作台、转运车、篮筐,备手消毒剂
2. 干燥前评估	1. 评估器械、物品经过清洗消毒后清洁质量 2. 评估干燥柜、压力气枪设备功能完好,处于备用状态 3. 评估低落絮擦布、防烫手套、篮筐的清洁度
3. 干燥	1. 手工干燥。应防止落絮和微生物的污染因素,同时保持操作人员手的清洁;不耐热管腔器械和复杂的器械用压力气枪干燥 2. 机械干燥。根据器械耐热材质的程度选择干燥温度和时间,金属类干燥温度 70 ~ 90℃,塑胶类干燥温度 65 ~ 75℃ 器械放置在篮筐中干燥,保持一定的空隙;管道类器械物品,悬垂在干燥柜内干燥
4. 注意事项	1. 使用手工擦拭干燥时,应注意低落絮擦布的清洁 2. 干燥结束,操作人员应佩戴隔热防烫手套卸载器械物品,防止烫伤

第四章

器械检查与保养技术

学习目的

1. 掌握器械清洗质量检查的技术及方法。

2. 掌握器械功能检查的技术及方法。

3. 掌握器械保养的技术及方法。

4. 熟悉器械清洗质量检查设备的使用。

5. 熟悉器械功能检查设备的使用技术及方法。

学习要点

    本章介绍了器械检查与保养技术。包括器械清洗质量检查的原则、要求，检查设备以及检查方法；器械功能检查的原则、方法、要求，常见问题；器械的保养原则及方法。提供了器械清洗质量检查及功能检查操作步骤、操作要求及质量标准。通过学习能建立器械清洗质量标准及功能要求的概念，认识器械清洗质量及功能完好的重要性，掌握器械清洗质量检查及功能检查的基本技能，掌握器械清洗质量检查及功能检查的操作。

第一节 清洗质量的检查

充分清洗是有效灭菌的前提。消毒后的器械肉眼看上去必须是干净的，不得有任何可见残留物，所以需要对其进行目视检查，逐个检查器械的各部位。主要是检验清洗效果和器械的性能是否还满足使用要求。目的是延长器械的使用寿命，令器械使用者更容易操作。

一、检查原则

应采用目测或使用带光源放大镜对清洗干燥后的每一件器械、器具和物品进行检查。尤其是关键部位，如关节处或齿槽部位（尤其是自动磨锯）必须仔细检查。对所有带内腔的器械，如套管或保护套管等，必须检查其畅通性。

二、质量要求

各类器械、器具、物品清洗后应清洁、干燥，表面应无水或水渍残留，尤其是面积较大器械和多配件、有缝隙的器械更需要加强检查；检查表面、关节及齿槽内是否有污渍残留、水垢、锈斑等，质量标准为：

1. **平面类器械** 盆、碗、弯盘等平面类器皿表面和卷边内光洁，无血渍、污渍、水垢残留和锈斑。

2. **齿槽类器械** 表面和齿槽部光洁、无血渍、污渍、水垢残留和锈斑，无沉淀物或蚀损斑。

3. **关节类器械** 表面和关节光洁、无血渍、污渍、水垢残留和锈斑。

4. **管腔类器械** 外表面和管腔内清洁，无血渍、污渍、水垢残留和锈斑；软性管道内外壁清洁，无污物残留，胶管道无漏水、漏气、老化现象。穿刺针针栓部干净，无血渍、污渍、锈斑和裂痕，针腔出水呈直线，无异物；针尖锋利无钩、针栓与针芯配套无松动。

5. **精密器械** 确保器械表面、关节、管腔无血渍、水垢、锈斑等残留物质。

6. **包装容器** 包装容器类表面光洁，无油渍、污渍、水垢残留和锈斑。

所有器械、器具和物品清洗后应无清洗剂、消毒剂残留。

三、检查方法

检查方法包括目测、带光源放大镜、残留蛋白测试、潜血试验、ATP 生物荧光法检测等。日常清洗质量检查主要是通过目测进行，关键区域如手柄结构、铰接处或齿槽纹路还可用带光源放大镜辅助检查。

1. **平面器械** 检查整体表面是否光洁、卷边有无污垢，可用干燥、洁净、不起毛的布（如纱布）对表面和卷边进行擦拭，根据纱布脏的程度判断表面和卷边的洁净度。

2. **齿槽器械** 检查整体表面是否光洁，打开关节及齿槽部查看是否光洁和有无残留物质。

3. **关节器械** 检查整体表面是否光洁，打开关节查看是否光洁和有无残留物质。

4. **管腔器械** 检查整体表面是否光洁，插管是否通畅，用带光源放大镜查看管腔两头的内壁有无残留物质，用棉签或通条擦拭管腔内壁查看有无残留物质；管腔器械是否洁净，必要时可采用化学方法证明有无蛋白质或血液残留。

5. **精密器械** 检查整体表面是否光洁，打开关节及齿槽部用带光源放大镜查看是否光洁和有无残留物质。

6. **动力工具** 检查整体表面是否光洁，检查拆卸部件内外是否光洁，有无残留物质。

7. **硬式内镜** 检查整体表面是否光洁，检查目镜、物镜、光纤表面上是否有残留物质。检测光纤和内镜的纤维状断口时，将器械的一端（镜头远端）对准光源，看其另一端（镜头与光纤的接口）。纤维的断口呈黑点状。当光纤的断口比例达到30%左右时，光源不足，需要将光纤或内镜维修。检查内镜的盖玻片上是否有划痕和/或裂纹。若有划痕或裂纹则可能导致内镜不密封，从而造成镜头故障。

8. **外来手术器械及植入物** 检查整体表面是否光洁，检查拆卸部件内外和螺丝螺纹等是否光洁，有无残留物质。

9. **口腔器械** 检查整体表面是否光洁，检查拆卸部件内外是否光洁，有无残留物质；检查可旋转的牙科器械（钻头、铣刀）、手柄、肘形件与涡轮是否光洁，有无残留物质。手术电机及其附件的检查方法：将压缩空气软管与压缩空气接头相接，以便检查进气管。出现泄漏的地方可以通过声学方法或在水池中识别出来。将压缩空气电机与压缩空气软管相接，以便检查进气管。电机起动后，泄漏处在水池内最好识别（表4-1）。

表 4-1 器械清洗质量检查操作

操作步骤	操作要求及质量标准
1. 操作钳准备	1. 着装符合包装区工作要求。清洁工作服、工作鞋、戴圆帽(须遮盖全部头发)等,做好手卫生 2. 带光源放大镜、ATP 生物荧光检测仪、生物膜测试卡及卡夹等
2. 器械清洗质量检查前评估	1. 评估操作台面清洗度 2. 评估带光源放大镜、ATP 生物荧光检测仪、生物膜测试卡及卡夹完好,处于备用状态
3. 器械清洗质量检查	1. 目测或带光源放大镜检查器械表面光洁 2. 目测或带光源放大镜检查器械卷边无血渍、污渍、水垢等残留物质和锈斑;齿槽部光洁无血渍、污渍、水垢等残留物质和锈斑;轴节、关节、卡口光洁无血渍、污渍、水垢等残留物质和锈斑;管腔通畅,内壁无血渍、污渍等残留物质和锈斑;拆卸部件内外光洁无血渍、污渍、水垢等残留物质和锈斑

第二节　器械功能检查

为保证手术器械的正常使用，清洗后必须对其进行功能试验，通过试验可以检查出那些不具备基本功能的器械。

一、检查原则

1. 应根据器械结构特点检查器械功能完好，无损毁。器械的功能是否完好必须通过检查确认。为此，需先将所有已拆分的器械组装好，然后再进行功能检查。如需要，这些器械在检查后必须再次拆分以便灭菌。拆卸和安装应根据制造厂商规定实施。

2. 多部件复杂器械要检查是否有松动的零件，尤其是螺钉等。

3. 功能检查前，先润滑铰接器械以及带螺纹的器械（使用带喷嘴的喷雾器、点油笔或滴瓶）。

4. 应将检查后的精密显微器械放入专门设计的固定支架内，避免运输中移动滑落损坏。

二、质量要求

为了正确地检查和测试手术器械，消毒供应中心的工作人员必须知道器械的分解结构和检查点，以及如何检测。

（一）关节器械

关节器械包括血管钳、持针器、鼠齿钳、布巾钳等。器械关节、功能端等部位无微细裂纹，关节应灵活、齿纹完整、咬合面对合整齐，松紧合适、特别是尖端部分咬合紧密无扭曲或变型、边缘圆滑无磨损；器械的锁齿松紧适宜；器械的张力，把器械合并，两边齿干上锁齿间应由 1mm 左右的距离；若发现关节较紧，可用水溶性的润滑剂喷洒表面及关节上。

1. **血管钳**（**图**4-1）　主要功能是钳夹出血部位、控制出血。应尖端咬合良好，棘齿锁死时钳端有效闭合至少有 2/3，闭合时两边齿纹咬合，无偏离；合页锁灵活、松紧合适；棘齿固定良好。

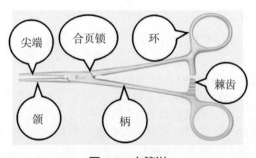

图 4-1　血管钳

2. **持针器**（图 4-2） 用于夹持缝合针缝合手术创口。应钳端咬合良好、闭合无空隙、无偏离；关节灵活、松紧合适；锁齿固定良好，颌夹面无磨损。

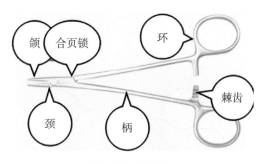

图 4-2 持针器

（二）锐利器械

1. **手术剪**（图 4-3） 主要功能是剪切手术部位的组织、缝合线和其他材料。应锋利，刃口无卷边或缺口、闭合无空隙；螺丝无受损、伸出或松脱；关节灵活、松紧合适。

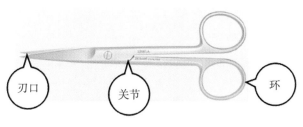

图 4-3 手术剪

2. **穿刺针**（图 4-4） 主要功能是用于各种穿刺。应锐利、斜面平整，尖端无挂钩与卷边。针头通畅、套针与针芯吻合无裂隙。

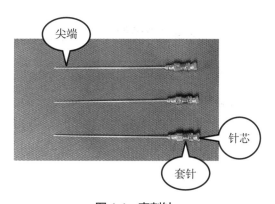

图 4-4 穿刺针

（三）管腔器械

1. **金属气管导管（图4-5）** 主要功能供施行气管切开术时，插入气管维持病人呼吸。内管插入外管时，内管长度应短1~2mm；管芯的尖端要求椭圆形，插入外管后椭圆部分应突出外管约0.5cm；周围完全密合；内外管上的固定器必须灵活、易转动，但不可太松以免脱落。

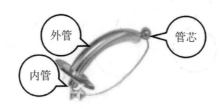

图 4-5　金属气管导管

2. **吸引器（图4-6）** 主要功能是从手术部位吸引血液和体液。吸引器通畅、整体无变形。

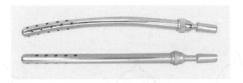

图 4-6　吸引器

（四）软式内镜

软式内镜（图4-7）主要功能是通过自然开口或小型切口直观检查、诊断和治疗疾病。软式内镜、光纤每次都需要检查易损件，有缺陷的部件、密封件和密封环需予更换。

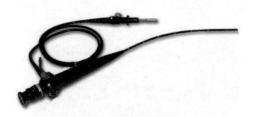

图 4-7　纤维胆道镜

（五）硬式内镜

硬式内镜主要功能是通过自然开口或小型切口直观检查、诊断和治疗疾病。包括光学镜头、导光束（图4-8）等。光学镜头的目镜、物镜对光检查镜面无刮损、裂痕、视物模糊、周边缺损；连接口通畅；保护套完整无缺损、不老化；密封圈无断裂或缺损。

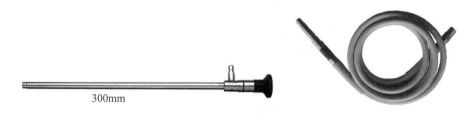

300mm

图 4-8　光学镜头与导光束

（六）带电源器械

任何依靠电能或其他能源而不是直接由人体或重力产生的能源来发挥其功能的医疗器械，通常称为带电源器械。常见的带电源器械有双极电凝、分离钳（图4-9）、电凝钩等，包装前应进行绝缘性能等安全性检查。

器械的绝缘部位如有损坏必须立即更换，否则会危及患者、使用者或手术人员。

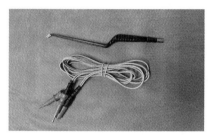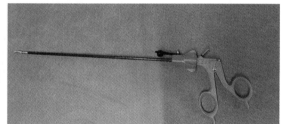

图 4-9　双极电凝和分离钳

（七）牵开器（拉钩）

牵开器的主要功能是将组织牵移开，暴露手术部位和手术视野。包括腹腔自动牵开器、皮肤拉钩等

腹腔牵开器（图4-10）主要功能是暴露胸腔手术视野。整体完整无缺损、无变形；螺丝无受损、伸出或松脱；安装方向正确，滑动叶片平行移动灵活。

（八）动力工具

动力工具（图4-11）主要功能是以电或者惰性气体为动力，通过能量传动机制将电能或气能转化为机械能。

电动工具应形状完好，无凹陷与破损，配套吻合。

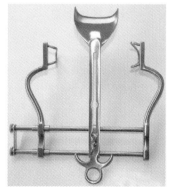

图 4-10　腹腔牵开器

钻头转动灵活，钻头齿轮与钥匙相符，电池与手柄相符，后盖旋转灵活。

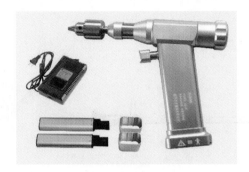

图 4-11　骨科电钻

（九）精密器械

精密器械（图 4-12）主要用于血管神经淋巴管等精细部位。应关节灵活、螺丝无受损伸出或松脱，齿槽对合整齐、尖端咬合紧密，锁扣张合适度，弹片完整，外观无变形损坏，功能完好。

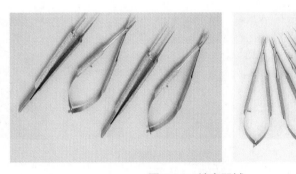

图 4-12　精密器械

（十）特殊器械

1. **橡胶导管**　管腔通畅、弹性良好、无粘连与裂痕，尺寸符合规定，与匹配的器材连接后密合性好。

2. **玻璃器皿**　光洁透明，无裂痕与残缺，刻度清晰，无漏气。

3. **螺丝帽及接头**　结构完整，无挂丝现象，配套吻合牢固。

4. **镀铬器材**　镀铬部分应完整，如有磨损或脱落时，容易导致漏电、积存污物、生锈等，缺损边缘也会造成组织的损伤。

（十一）专科器械

所有专科手术器械均要求外形完好，如为镀铬器材，镀铬部分应完整，镀铬层无氧化。

1. **骨外科器械** 如咬骨钳、椎板咬骨钳、髓核钳、持骨器等。

（1）咬骨钳（图4-13）：主要功能是剪切或钳咬骨和组织。钳端咬合良好、闭合无空隙、无偏离；螺丝无受损、伸出或松脱；关节灵活、松紧合适；弹簧扣固定良好。

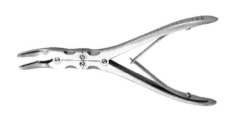

图 4-13 咬骨钳

（2）椎板咬骨钳：主要功能是脊椎手术中清除阀片或叶片。钳端咬合弹性良好、闭合无空隙、无偏离；螺丝无受损、伸出或松脱；关节灵活、松紧合适；弹簧扣固定良好。

（3）髓核钳（图4-14）：主要用于取出腐骨及骨组织。钳端咬合弹性良好、闭合无空隙、无偏离；螺丝无受损、伸出或松脱；关节灵活、松紧合适；弹簧扣固定良好。

（4）持骨器：主要功能供夹持骨折处骨骼，便于内固定用。钳端咬合良好、闭合无空隙、无偏离；螺丝无受损、伸出或松脱；关节灵活、松紧合适。

2. **胸外科器械** 如肋骨牵开器等。整体完整无缺损、无变形；螺丝无受损、伸出或松脱；安装方向正确，滑动叶片平行移动灵活。

肋骨牵开器（图4-15）：主要功能是暴露胸腔手术视野。整体完整无缺损、无变形；螺丝无受损、伸出或松脱；安装方向正确，滑动叶片平行移动灵活。

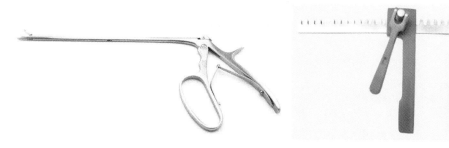

图 4-14 髓核钳 　　　　　　　　图 4-15 肋骨牵开器

3. **普通外科器械** 如荷包钳、闭合器、吻合器等。

（1）荷包钳（图4-16）：供消化道、阑尾手术时荷包缝线成型用。合页锁灵活，棘齿固定良好，钳端闭合完整无缺损。

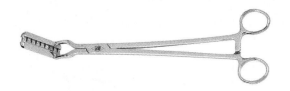

图 4-16　荷包钳

（2）闭合器：主要功能是将闭合胃肠组织。螺旋旋转功能柄时，操作部能伸缩自如。

（3）吻合器：主要功能是将胃肠组织缝合在一起。螺旋旋转功能柄时，操作部能伸缩自如。

4. **脑外科器械**　如后颅凹牵开器、头皮夹钳、脑膜穿刺针、动脉瘤夹钳等。

后颅凹牵开器（图 4-17）主要功能供神经外科后颅凹手术时牵拉软组织用。功能端完好无损，铆钉、螺丝无受损、伸出或松脱；关节灵活、松紧合适；牵开固定良好。

5. **五官科器械**　如扁桃体开口器、鼻中隔咬骨钳等。

（1）扁桃体开口器：手柄与开口器对合完好，注水口管腔通畅。

（2）鼻中隔咬骨钳（图 4-18）：主要功能是手术中清除鼻中隔骨片。关节灵活，咬合面完整、无缺损，弹簧扣固定良好。

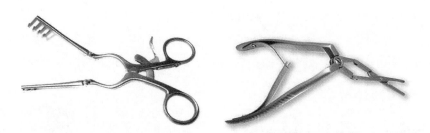

图 4-17　后颅凹牵开器　　　　图 4-18　鼻中隔咬骨钳

6. **泌尿外科器械**　如大力碎石钳等。

大力碎石钳（图 4-19）：主要功能供尿道粉碎结石用。关节灵活，咬合面完整、无缺损，张合功能完好，闭合时完整，注水口管腔通畅。

7. **妇科器械**　如举宫器等。

举宫器：操作头分别插入手柄后张合灵活；注水口管腔通畅。

8. **眼科器械**　如 I/A 手柄、睑板腺夹、显微镊、显微剪、显微持针器、钻石刀、超乳调节杆等。

I/A 手柄（图 4-20）：主要功能供眼科超乳手术时冲洗皮质用。应功能端无损、无变形，胶套完好与功能端配套，冲水管腔和吸皮质管腔通畅。

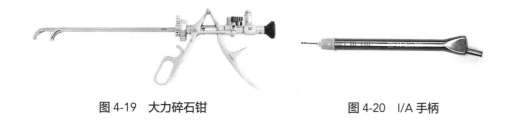

图 4-19 大力碎石钳   图 4-20 I/A 手柄

睑板腺夹：螺钉齐全，旋转灵活，能起到固定作用。

显微无齿镊（包括植入镊、撕囊镊、角平镊）：功能端无变形缺损、对合完好。

显微剪（包括囊膜剪、小梁剪、角膜剪）：功能端刀口部位无缺损、无卷边，闭合紧密。

显微持针器（如弹簧持针器）：功能端咬合面齿纹无磨损、无缺损，闭合紧密。

钻石刀：手柄伸缩自如，伸至功能位时卡锁紧固。刀片无缺口，无钝角。

超乳调节杆：功能端无变形，角度 >90°（约 100°）。

9. **牙科器械** 牙科器械的功能检查同外科器械方式相同，但也有例外：如手机及其附件的功能检查。对压缩空气部件，除了进行功能检查外还要进行密封性检查和目视检测（特别是压缩空气软管和电机）（图 4-21）。

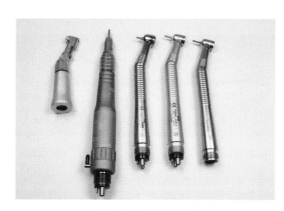

图 4-21 牙科手机

三、器械检查方法

（一）关节器械

1. **器械锁齿功能测试** 可将器械夹紧橡胶管，然后抖动，自动弹掉者废弃，也可将器械锁齿扣在第一齿的位置，持着器械的另一端，而以锁齿的部位在手掌上拍打（图 4-22），如果器械因此而弹开，则表示锁齿功能不佳。

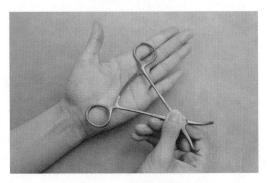

图 4-22　锁齿功能检查

2. 钳端功能测试

（1）手术钳钳端夹合时应弹性良好，夹闭时钳端前部 2/3 不应出现缝隙（图 4-23）。咬合面对合良好，不能出现侧向移位（图 4-24）。

（2）手术钳带齿状侧面（图 4-25）钳端夹合时应弹性良好，从钳的末端到锯齿侧边至少 2/3 距离夹合。对于带有纵向和横向齿纹的手术钳，两边齿纹侧面应互相咬合。鼠齿结构不能在任何状态下被钩住。

（3）手术钳带硬质合金镶片（图 4-26）手术钳闭合时应弹性良好，钳端整个夹合长度范围闭合。在头端互相接触时，方形末端必须正好卡入方形空隙，以防止夹合尖嘴时发生侧向移位。

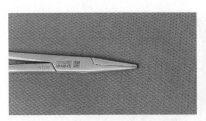

图 4-23　夹闭时钳端前部无缝隙

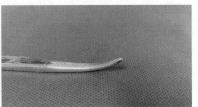

图 4-24　咬合面对合良好

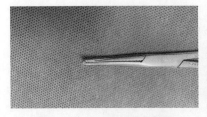

图 4-25　手术钳带齿状侧面

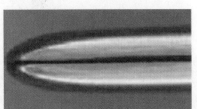

图 4-26　手术钳带硬质合金镶片

（4）环形手术钳（图4-27）对于带有横向锯齿的夹具，钳端在夹合到最后锁紧部分时应弹性良好，并至少是夹合功能性区域的2/3。具有其他齿纹形式（如纵向齿纹、交叉齿纹）的夹具整个钳端部分都应该闭合。夹合时两边锯齿应咬合。

（5）布巾钳（图4-28）在第一个锁齿夹合时钳端末应该侧向接触。

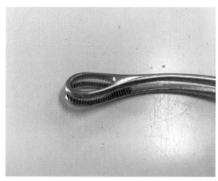

图 4-27　环形手术钳

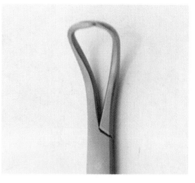

图 4-28　布巾钳

（6）防损伤手术钳（图4-29）夹合时应弹性良好，钳端互相咬合的侧面应完全闭合。在夹合区域均匀夹合时，测试材料上必须不能出现孔洞。内侧尖嘴末端圆角的检查应该通过目视检查和手指触摸。触摸检查时锯齿不应该挂住皮肤。

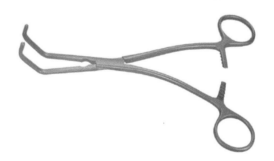

图 4-29　防损伤手术钳

方法1：测试材料——纸巾（80g/㎡）。将测试材料插入到夹钳的工作面之下；闭合夹钳（保持闭合至少2s）；打开夹钳；拿出测试材料；锯齿纵向侧面的印痕必须在纸巾上均匀可见，测试纸的任何部位不能出现穿孔（图4-30）。

方法2：胶袋（厚度0.05mm）。以对角线方向夹住一只装一半水的胶袋一个角落，夹钳的工作面应在上方，棘齿锁定装置完全闭合；将胶袋翻转过来，水必须不能进入被夹住的角落；拿走夹钳之后，胶袋必须保持水密性（图4-31）。

（7）鼠齿钳：将测试纸夹在尖嘴之间并将锁齿扣在第一齿的位置；缓慢平稳地向下拉

动夹钳，测试材料必须显示整个锯齿侧面的均匀痕迹而不出现任何穿孔（图 4-32）。

（8）持针器：持针器夹持与之头端规格匹配的缝合针，将锁齿扣在第二齿的位置，试着摇动缝针，如果缝针可以用手轻易地抽出，则表明持针器夹持功能不佳（图 4-33）。

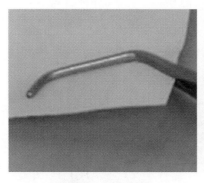

图 4-30　纸巾测试

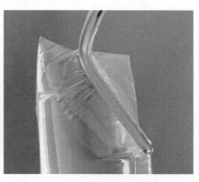

图 4-31　胶袋测试

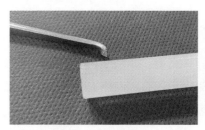

图 4-32　鼠齿钳测试

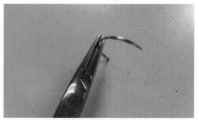

图 4-33　持针器夹针测试

（二）锐利器械

1. 穿刺针　用注射器注入空气或 95% 乙醇检查针头通畅程度，应去除针孔中的水分。中间有导芯的穿刺针，如腰穿针等，针芯要拔出。

2. 手术剪

（1）切割功能测试：检查剪刀的切割功能。

第一步：测试材料为纱布。切割角度应相对纱布的编织主线或成对角或正交方向，避免施加侧向压力或拉扯切割边缘。

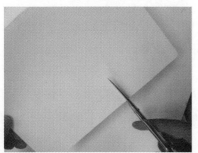

图 4-34　切割功能测试

第二步：连续切割 3 次。刃口 5cm 以上剪刀可连续剪断 4 层纱布；刃口 5cm 以下剪刀可连续剪断 2 层纱布；眼科剪可一次性剪齐绷直缝合丝线。簧式剪刀，剪断一层一次性薄的胶皮手套。

结果：纱布应切割平整，无撕裂、卡住、拉扯、起毛或推力。刃口长度的 2/3 应有效切割（图 4-34）。

（2）移动测试：检查手术剪分叉的闭合属性。

第一步：拿起剪刀打开分叉部分（图4-35）。

第二步：松开分叉部分（图4-36）。

结果：剪刀刃口在1/3长度处接触并停止，大约2/3刃口长度仍为打开状态。剪刀完全闭合。连接动作（摇摆）——无松动，无侧向松脱。

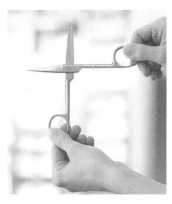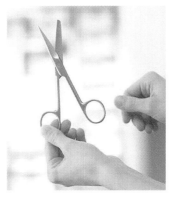

图4-35　拿起剪刀打开分叉部分　　图4-36　松开分叉部分

3. **骨凿**　测试材料硬纸板（160g/㎡），连续切割3次。在每次测试切割中，刃口的2/3必须有效应用，测试材料必须被穿透，且切割边缘平滑无撕裂；在夹合打孔凿时，测试材料必须不能在滑块和手柄之间夹住（图4-37）。

4. **咬骨钳**　在闭合时，刃口必须准确、贴合地接触不应出现侧向移位；用硬纸板切割测试，连续切割3次。每次测试切割必须有效应用2/3的刃口，测试材料切割面必须平整穿透，无任何撕裂（图4-38）。

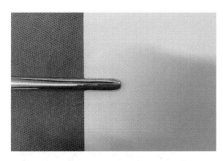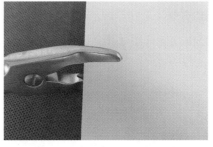

图4-37　骨凿硬纸板测试　　图4-38　咬骨钳硬纸板测试

（三）管腔器械

细的橡胶导管用注射器或冲洗器由接头处注入空气，必要时可吸取95%乙醇由接头处注入管内，以检查管腔是否通畅，须使导管沥干不可有水分；检查管道弹性与韧性，可用双手握住导管两端以相反方向拉，松开一端时，向中间回缩的力很大，则表示其弹性较好。

（四）硬式内镜

1. 检查光学透镜表面是否存在划痕、凹痕、凸起、末端头灼伤或其他不当现象。避免触碰透镜的目镜或物镜，以免指纹和残留物造成对观察产生不良影响，同时残留物还会像磨料一样在镜头上留下划痕。

2. 检查非视频内镜的光学清晰度，可透过镜头观察一张带有文字的不反光白纸，纸片必须离末端头大约三英寸远。移动内镜末端，使其慢慢靠近打印纸，直到大约距离 1/4 英寸。图像必须清晰，且变形程度最低。如果图像变色或模糊，则表明可能清洗不当或消毒剂残留造成镜片破裂、损坏、轴内潮湿或外部轴损坏了一些纤维。用蘸透 70% 异丙醇的不起毛的敷抹器清洗近侧和远侧镜头外部，重复检验程序，如果清洗之后视野仍然模糊或变形，则不得使用。

3. 检查内镜末端处镜头装置周围的光纤方法，可将光柱朝着一个中等亮度的光源处，并观察末端头。光载体必须像镜头周围的白色区域一样明显。黑点、不规格或带有阴影的区域可能表明光纤破裂或损坏，这样会对光转移造成损失。将镜头的末端指向亮光以及观察光柱均能提供相同的信息。

4. 检查目镜密封口是否存在任何可见的损坏迹象，可用器械上的凹口校准放松栓，然后将透镜装配到所需的器械中。目测确定视野是否清晰，以检查器械中透镜的校准是否正确。注意：无法透过视频水检眼镜进行观察来执行手工检验；需要借助光源。

（五）光学器械

检查导光束（光缆）的纤维是否断裂。检查时可将导光束末端放在光源前面，在光线下查看导光束的另一端（光学连接器的那端）。如果导光束里有黑斑，表明导光束的纤维断裂了；如果导光束中超过 30% 的纤维发生了断裂，末端散发的光线就会不足。

（六）带电源器械

1. **绝缘检查** 不同品牌的绝缘检测仪请遵循产品使用说明书或操作手册。

（1）基本功能介绍（图 4-39）与配件配置（图 4-40）。

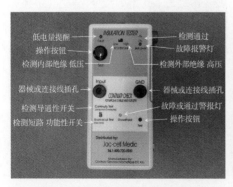

图 4-39 设备的面板设置及功能

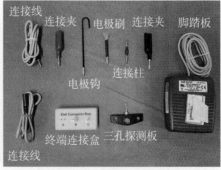

图 4-40 设备配件配置

（2）绝缘涂层器械管道（5mm、6mm、10mm），绝缘手柄，卡口绝缘状态检测：

1）选用设备红色区域。

2）从"HV output Level（高压输出水平）"开关选择"High（高）"（图4-41）。

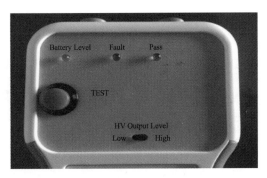

图4-41 开关处于"High"档

3）将配有的灰色连接线一端连接到被检测的器械上，将连接线另一端插入检测仪顶端的红色连接口（任意）。

4）如为器械管道（5mm、6mm、10mm），三孔探测板插入红色连接口（任意）（图4-42），确保绝缘轴均匀的通过测试板三孔。如为绝缘手柄和绝缘单极卡口钳以及不规则面，将三孔探测板拨出，更换探测刷或电钩（图4-43）。

5）连续按红色区域测试（TEST）按钮进行测试。结果：绿灯亮表示正在工作，或没有故障；红灯亮表示故障，且发生报警声，表示此处存在漏电点。

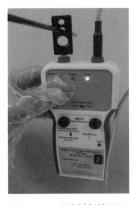

图4-42 器械管道用三孔探测板检测

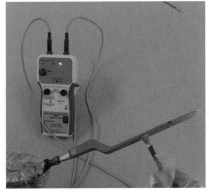

图4-43 器械绝缘手柄用探测刷检测

（3）单极线缆检测

1）选择设备黄色区域。

2）测试开关选择"Continuity Test"（导通性检测）（图 4-44）。

3）单极线缆一端 GND（接地）另一端接 INPUT（输入）插孔（图 4-45）。如有需要，选择合适的连接适配器（如灰色连接线，连接头，连接夹）。

4）按下黄色区域测试（Test）按钮。结果：绿灯亮表示线缆正常；红灯亮表示线缆中断或故障。

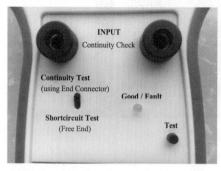

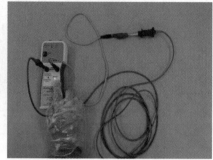

图 4-44 开关处于"Continuity Test"档　　图 4-45 单级线缆器械检测

（4）双极线缆检测（导通性、短路、线缆内部绝缘性能高压、线缆外部绝缘性能高压）：

1）导通性检测（黄色区域）

a. 测试开关选择"Continuity Test"（导通性检测）（图 4-46）。

b. 将线缆香蕉型插头接 GND（接地）和 INPUT（输入）插孔，另一端接终端连接盒（图 4-47）。

c. 按下黄色区域测试（Test）按钮。结果：绿灯亮表示线缆正常；红灯亮表示线缆故障或短路。

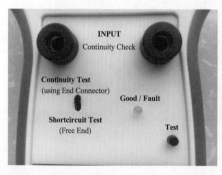

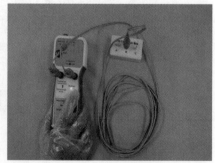

图 4-46 开关处于"Continuity Test"档　　图 4-47 导通性检测

2）短路检测（黄色区域）：

a. 测试开关选择 Shortcircuit Test（短路检测）（图 4-48）。

b. 将线缆香蕉型插头接 GND（接地）和 INPUT（输入）插孔，另一端不需要连接（图 4-49）。

c. 按下黄色区域测试（Test）按钮。结果：绿灯亮表示线缆正常；红灯亮表示线缆故障或短路。

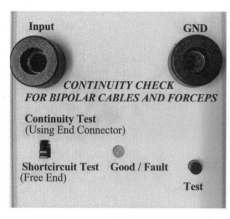

图 4-48 开关处于"Shortcircuit Test"档

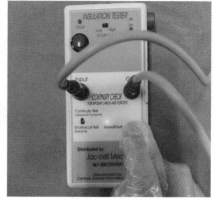

图 4-49 短路检测

3）线缆内部绝缘性能高压检测（红色区域）：

a. 从 HV Output Level（高压输出水平）选择 Low（低）（图 4-50）。

b. 将线缆香蕉型插头接到两个红色的插孔（顶部）另一端不需要连接（图 4-51）。

c. 连续按红色区域测试（Test）按钮进行测试。结果：绿灯亮表示正在工作，或正常；红灯亮表示故障，且发出报警声，表示线内部两个非绝缘部件靠得太近，产生火花，导致故障。

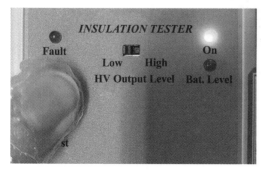

图 4-50 开关处于"Low"档

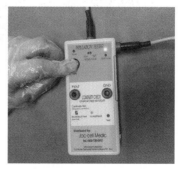

图 4-51 线缆内部绝缘性能高压检测

4）线缆外部绝缘性能高压检测（红色区域）：

a. 从 HV Output Level（高压输出水平）选择 High（高）（图 4-52）。

b. 将线缆任意一个香蕉型插头接到检测仪顶部插孔，另外一个香蕉型插头不需要插入，另一端接终端连接盒（图 4-53）。

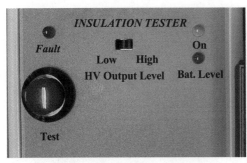

图 4-52　开关处于"High"档

图 4-53　线缆外部绝缘性能高压检测

c. 将灰色连接线插入顶部红色插孔连接探测钩。

d. 连续按红色区域测试（Test）按钮进行测试，电钩慢慢扫过所有外部绝缘部分。结果：绿灯亮表示正在工作，或正常；红灯亮表示故障，且发出报警声，表示此处有漏电点。

2. **功能检查**　检查双极电凝镊端，应完整、无缺损。两侧镊端夹闭时，应对合严密，无错位，且弹性良好。

（七）动力工具

1. **医用骨钻 / 磨钻**（图 4-54）　钻头刃面完整无缺损；磨钻头金刚砂无脱落，排列均匀；钥匙与钥匙孔配套；电池与转换器配套；钻夹头、开关灵活；通电检查运转良好。

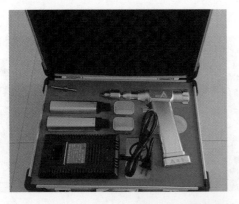
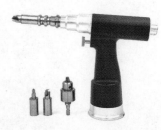

图 4-54　医用骨钻 / 磨钻

2. **医用摆锯**（图 4-55） 锯片刃面完整无缺损；夹头灵活、螺丝无受损、伸出或松脱；电池与转换器配套；开关灵活；通电检查运转良好。有线电动工具电源线完整，表面无破损。

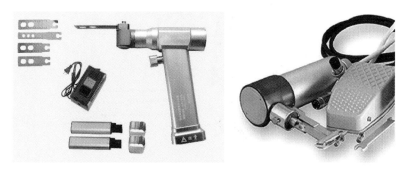

图 4-55　医用摆锯

3. **石膏绷带锯**（图 4-56） 锯片刃面完整无缺损；锯夹头、开关灵活；通电检查运转良好。

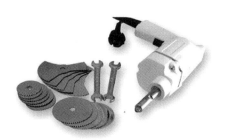

图 4-56　石膏绷带锯

4. **医用开颅钻、铣**（图 4-57） 钻头、铣刀刃面完整无缺损；电池与转换器配套；卡头、开关灵活；通电检查运转良好。

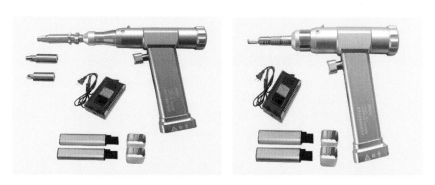

图 4-57　医用开颅钻、铣

5. **交流骨科电动器械**（图 4-58） 钻头、铣刀刃面完整无缺损；卡头、钻夹头、开关灵活；保护套大小合适；通电检查运转良好。

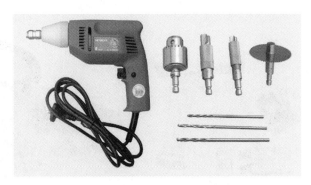

图 4-58　交流骨科电动器械

（八）精密器械

所有手术器械表面均要求外形完好，镀铬层无氧化。精密手术器械应根据其功能进行检查，轻拿轻放，需要时可用带光源放大镜协助检查。

眼科器械基本上需要借助带光源放大镜检查功能性状，而且需征询手术医生的意见或建议（表 4-2）。

表 4-2　器械功能的检查操作

操作步骤	操作要求及质量标准
1. 操作前准备	1. 着装符合包装区工作要求。清洁工作服、工作鞋、戴圆帽(须遮盖全部头发)等,做好手卫生 2. 纱布、缝合丝线、95% 乙醇、纸巾 $(80g/m^2)$、胶袋(厚度 0.05mm)、硬纸板 $(160g/m^2)$、绝缘检测仪等
2. 器械功能检查前评估	1. 评估检查用物(纱布、缝合丝线、95% 乙醇、纸巾 $(80g/m^2)$、胶袋(厚度 0.05mm)、硬纸板 $(160g/m^2)$,配备是否齐全、充足 2. 评估绝缘检测仪是否功能完好,处于备用状态
3. 器械功能检查	1. 关节器械 1)锁齿功能测试:可将器械夹紧橡胶管,然后抖动,自动弹掉者废弃,也可将器械锁齿扣在第一齿的位置,持着器械的另一端,而以锁齿的部位在手掌上拍打,如器械因此而弹开,则表示锁齿功能不佳 2)钳端功能测试:钳端夹合时,咬合良好、闭合无空隙、无偏离;关节灵活、松紧合适;锁齿固定良好,颌夹面无磨损 2. 锐利器械 (1)穿刺针:用注射器注入空气或 95% 乙醇检查针头通畅程度,应注气顺畅。中间有导芯的穿刺针,套针与针芯应吻合无裂隙,针头锐利、斜面平整,尖端无挂钩与卷边

操作步骤	操作要求及质量标准
3. 器械功能检查	（2）手术剪 1）切割功能测试：连续切割 3 次纱布，纱布应切割平整，无撕裂、卡住、拉扯、起毛或推力。刃口长度的 2/3 应有效切割 2）移动测试：拿起剪刀打开分叉部分，再松开分叉部分。剪刀刃口在 1/3 长度处接触并停止，大约 2/3 刃口长度仍为打开状态 （3）骨凿：连续切割 3 次硬纸板（160g/㎡）。在每次测试切割中，刃口的 2/3 必须有效应用，测试材料必须被穿透，且切割边缘平滑无撕裂 （4）咬骨钳：在闭合时，刃口必须准确、贴合地接触不应出现侧向移位；连续切割 3 次硬纸板测试。每次测试切割必须有效应用2/3 的刃口，测试材料切割面必须平整穿透，无任何撕裂 3. 管腔器械 细的橡胶导管用注射器或冲洗器由接头处注入空气，必要时可吸取 95% 乙醇由接头处注入管内，以检查管腔是否通畅，须使导管沥干不可有水分；检查管道弹性与韧性，可用双手握住导管两端以相反方向拉，松开一端时，向中间回缩的力很大，则表示其弹性较好 4. 硬式内镜 （1）检查光学透镜表面完整性，应无划痕、凹痕、凸起等不当现象 （2）检查内镜的光学清晰度，可透过镜头观察一张带有文字的不反光白纸，纸片必须离末端头大约三英寸远。移动内镜末端，使其慢慢靠近打印纸，直到大约距离 1/4 英寸。图像必须清晰，且变形程度最低 （3）检查内镜末端处镜头装置周围的光纤方法，可将光柱朝着一个中等亮度的光源处，并观察末端头。光载体必须像镜头周围的白色区域一样明显 （4）检查目镜密封口的完整性，应无任何可见的损坏迹象，可用器械上的凹口校准放松栓，然后将透镜装配到所需的器械中。目测确定视野是否清晰，以检查器械中透镜的校准是否正确 5. 光学器械 检查时可将导光束末端放在光源前面，在光线下查看导光束的另一端（光学连接器的那端）。如果导光束里有黑斑，表明光束的纤维断裂了；如果导光束中超过 30% 的纤维发生了断裂，末端散发的光线就会不足 6. 带电源器械 （1）绝缘检查：采用绝缘检测仪检测器械 （2）功能检查：器械钳端完整，对合严密，弹性良好 器械包装前应进行绝缘性能等安全性检查，绝缘部位应完整、无缺损 7. 动力工具 钻头刃面完整无缺损；磨钻头金刚砂无脱落，排列均匀；钥匙与钥匙孔配套；电池与转换器配套；钻夹头、开关灵活；通电检查运转良好 8. 精密器械 所有手术器械表面均要求外形完好，镀铬层无氧化。精密手术器械应根据器械实际使用功能进行检查，轻拿轻放，需要时可用带光源放大镜协助检查

四、器械常见问题

（一）手术器械的表面变化

手术器械在使用一段时间之后，其表层由于化学、物理等影响而发生变化。这些表面变化可能源自器械的使用过程，也可能是清洗消毒和灭菌处理过程中所导致。手术器械常见的表面变化通常有：有机物残留、化学残留、水渍沉积、硅酸盐变色、不锈钢氧化变色、钛合金氧化变色、镀铬层脱落等。

1. **有机物残留** 手术器械表面的有机物残留通常来自临床手术后的残留物，如血液和体液干涸后的残留物、人体组织蛋白残留物和生物药品残留物等。通常在有机物残留物中容易隐藏细菌、病毒和细菌芽孢等微生物极易导致器械腐蚀性的卤化物，如若器械没有得到彻底的清洗和灭菌，则容易引起卫生学风险和器械的腐蚀。

2. **化学残留** 手术器械清洗消毒过程中，因为对所使用的化学试剂（清洗剂、润滑油）漂洗不彻底或剂量超范围使用，而造成器械表面出现各色斑点状或片状的积层/变色层。这些残留在通过灭菌后可能会更加清晰明显。化学残留会影响器械的外观，也可能存有导致腐蚀的碱性残留物或表面活性剂，并在手术过程中因生物相容性的问题给患者带来风险。

3. **水渍沉积** 手术室或消毒供应中心在清洗消毒手术器械过程中，所使用的水中钙、镁离子含量过高时，会在器械表面出现乳白色到浅灰色的斑点状、片状或龟鳞的沉积物。手术器械表面的水渍沉积物影响器械的外观，但通常不会影响到器械本身的性能和使用，也不会造成手术器械的腐蚀。水渍沉积物可以使用一块不掉毛的织物擦拭清除。为避免水渍的产生，建议在手术器械清洗过程中使用软水或纯水。

4. **外来腐蚀** 当生锈的器械或设备上的锈（疏松的氧化铁），通过各种途径接触到另一个没有生锈的器械表面时，凹凸不平、易吸收水分的氧化铁颗粒会在器械表面营造出一个潮湿的环境。不锈钢表面的氧化铬钝化层会因此受到破坏，从而使器械表面及内部开始形成新的腐蚀，这就是我们所说的"锈"的"传染"。手术器械因"传染"到外来锈蚀而造成腐蚀的现象称为外来腐蚀。来源通常是含锈的水或含锈的蒸汽通过管道进入。也就是说，如果手术包中有一把器械有锈蚀，那么整个手术包中的器械都可能产生外来腐蚀。或者如果蒸汽管道系统中有锈蚀，同样也会导致器械出现大批量外来腐蚀。

处理原则：如果外来腐蚀尚不严重，可以用特定的清洁剂和保养剂给不锈钢除锈，或交由器械制造厂商及专业维修机构处理。腐蚀严重的器械要及时替换。

（二）手术器械的磨损和变形

1. **磨损** 手术器械因为长期频繁地使用而造成工作端的正常损耗，或者是因为非正常使用（如组织剪长时间用于剪切敷料），造成器械工作端非正常损耗的情况称为手术器械的磨损。

危害：工作端磨损的手术器械会降低手术过程中的表现，增加患者的风险，因此建议及时进行维修或更换。手术器械长期非正常磨损将不利于器械的资产保值，建议及时排查根源。

处理原则：磨损的器械需要专业的厂商进行修复。更换不能修复的器械或没有价值的器械。器械的磨损通常是不可逆的，但选用优质材料的器械有利于延长器械正常使用的寿命。

2. **变形** 手术剪刀刃口钝化、磨损或破损、头端弯曲或断裂；手术剪刀的硬质合金镶片和基底金属之间出现缝隙，软焊接合处出现磨蚀和缺陷；硬质合金镶片磨损、折断或破裂；螺钉未能正确安装到位；螺钉受损、伸出或松脱；弹簧受损或弯曲；钳端齿纹磨损、受损；钳端破损或破裂；鼠齿磨损，鼠齿尺寸低于正常尺寸 50% 以下，或完全消失；锁定机构无法咬合，锁定后弹开等。

（三）器械常见问题示例

1. **褪色 / 结壳** 包括黑色褪色、结壳、水渍、硅酸盐。

（1）黑色褪色（图 4-59）：高光的灰黑色二氧化铬涂层，尤其在高碳含量的铬钢中常见。

（2）结壳（图 4-60）：彩色沉积物，包含血液、蛋白质和药物残留。

（3）水渍（图 4-61）：表层 / 褪色，奶白色到灰色；以带明显边缘的不规则面和点的形式出现在器械表面。

（4）硅酸盐（图 4-62）：整个器械表面范围出现黄褐色到蓝紫色的污渍，或以明显的褪色点或水滴状出现。往往为彩虹色。

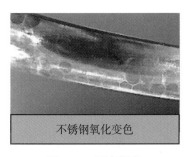

不锈钢氧化变色

图 4-59 黑色褪色

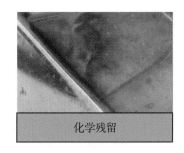

化学残留

图 4-60 结壳

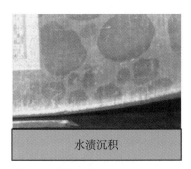

水渍沉积

图 4-61 水渍

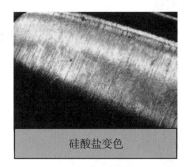

硅酸盐变色

图 4-62 硅酸盐

2. **腐蚀** 包括点蚀、压力裂缝腐蚀、摩擦性腐蚀、缝隙腐蚀、普通表面腐蚀、接触腐蚀、异物和闪锈 / 二次腐蚀。

（1）点蚀（图 4-63）：在不锈钢上出现针头状腐蚀孔，往往需要用放大镜观察到，周

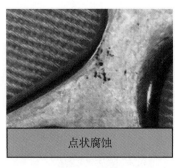

图 4-63 点蚀

围有红褐色或彩虹色边缘。经常以腐蚀孔周围环状腐蚀物沉积的形式出现。

（2）压力裂缝腐蚀（图 4-64）：电解质或阳极压力裂缝腐蚀（SCC），一般会导致可视的裂缝和断裂。

（3）摩擦性腐蚀（图 4-65）：棕色褪色或生锈，出现在器械互相摩擦的空白表面周围，例如手术剪交叉相接处出现圆形向外扩展的腐蚀面。

（4）缝隙腐蚀（图 4-66）：缝隙腐蚀是一种局部加速的腐蚀，会在缝隙周围造成腐蚀物沉积。它往往与清洁后的有机物沉积相混淆。

（5）普通表面腐蚀（图 4-67）：在不锈钢材料上出现均匀的暗灰或褐色表面变化，往往导致受损或腐蚀沉积物。在低品质钢材质的器械上出现。最极端的生锈情况往往出现在一层黑暗色的表面之下。

（6）接触腐蚀（图 4-68）：在复合材料器械（不锈钢/非不锈钢组合材料）不同器械组件之间接触区域出现较小的腐蚀物沉积。这种接触腐蚀往往与点蚀相混淆。在近处观察时，可以看到腐蚀点的中心未出现孔洞，但表面结构出现微小、平整的变化。

（7）异物和闪锈/二次腐蚀（图 4-69）：单独、不规则分布的锈迹；颜色为褐色，大部分为局部腐蚀物沉积或锈迹形成。与高度生锈产品存在较大直接表面积接触时，可能会对原本完好的器械产生"器械压痕"损伤。

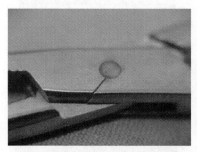

图 4-64 压力裂缝腐蚀

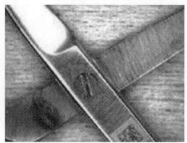

图 4-65 摩擦性腐蚀

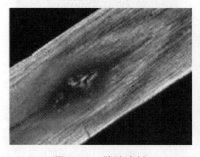

图 4-66 缝隙腐蚀

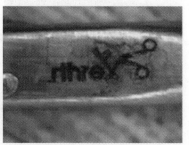

图 4-67 普通表面腐蚀

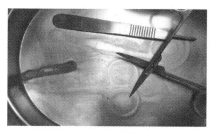
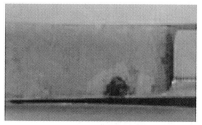

图 4-68　接触腐蚀　　　　　图 4-69　异物和闪锈／二次腐蚀

3. **标签字迹模糊**　原始标签不再存在、无法阅读、变淡或在修理时被覆盖（图 4-70）。配对编号（骨打孔凿／咬骨钳）不匹配。

4. **涂层／镀金磨损**　涂层损伤或磨损，比如剪刀环状手柄的镀金层、防反光涂层等（图 4-71）。

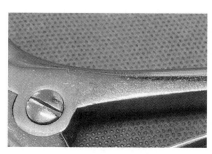
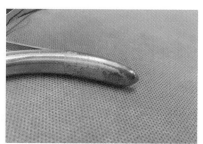

图 4-70　标签模糊　　　　　　图 4-71　涂层／镀金磨损

5. **形态改变**

（1）器械弯曲变形（图 4-72）。

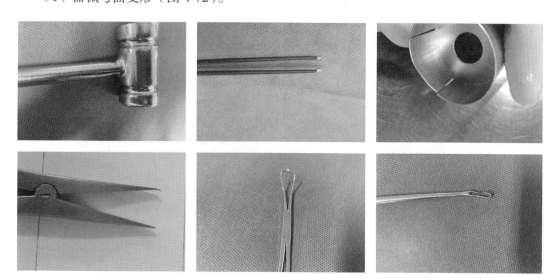

图 4-72　器械变形

（2）器械对合部位错位（图 4-73、图 4-74）。

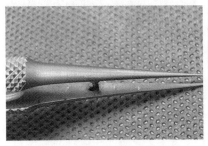 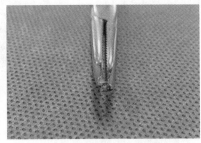

图 4-73　手术镊导销错位　　　　图 4-74　手术钳齿牙对合错位

（3）松脱（图 4-75、图 4-76）。

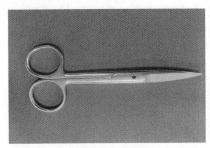 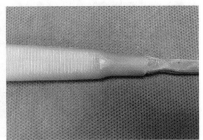

图 4-75　螺钉松脱　　　　图 4-76　塑料手柄松脱

（4）缺损（图 4-77 ~ 图 4-81）。

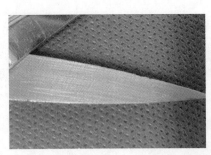 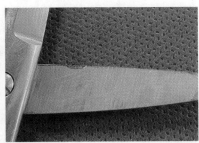

图 4-77　手术剪刃口缺损

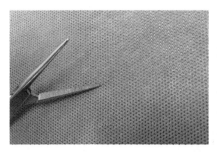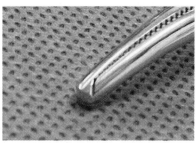

图 4-78　手术钳齿牙磨损

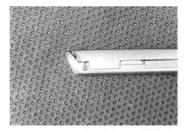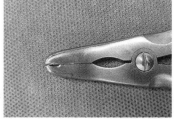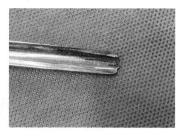

图 4-79　咬骨钳或骨凿刃口缺损

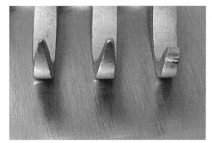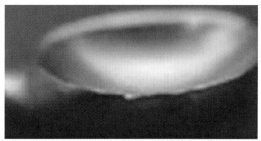

图 4-80　牵开器齿部断裂　　　　　　图 4-81　刮匙刃口磨损

6. 硬质容器损坏——功能测试出现以下情况均不能继续使用

（1）划痕或变形（图 4-82 ~ 图 4-84）。

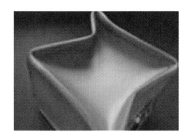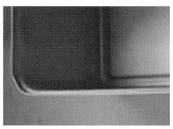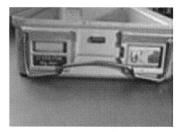

图 4-82　容器底部变形　　　图 4-83　容器边 / 角变形　　　图 4-84　容器手柄变形

（2）部件松脱或缺损（图 4-85 ~ 图 4-87）。

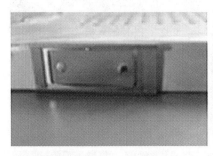

图 4-85　标签卡座松脱

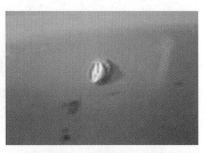

图 4-86　铆钉接头松脱

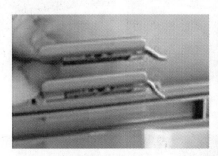

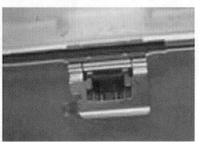

图 4-87　翻盖式锁松动或脱落

第三节　器械的保养

　　保养分为使用者日常保养及定期功能测试维护专业保养。使用者日常保养以润滑保养为主，是指器械彻底的清洗消毒后，将医用润滑剂适当涂抹到器械经常摩擦的特定部位上如关节处、旋转及滑动部件等的步骤。这样可以避免器械使用时金属间发生摩擦，从而预防了摩擦腐蚀的发生。保证了器械的正常使用功能。定期功能测试维护为专业保养需要专业设备来实现，通常由器械生产商工程师完成。

一、保养原则

　　1. 遵循器械厂家说明书进行。

　　2. 应使用医用润滑剂进行器械润滑保养。

　　3. 在进行功能检查的同时进行器械保养。

　　4. 不得使用含石蜡的润滑剂进行润滑处理。

　　5. 塑料器械的表面、光学仪器系统、垫圈和带电流的部件不能用润滑油进行处理。

　　6. 由硅胶制成的柔性器械如急救呼吸系统，不得用硅油进行润滑处理，因为可能会导致器械的材料膨胀，进而破坏器械的功能性。

7. 牙科器械如手柄、弯管、涡轮等部件内部设计复杂，必须根据产品说明书的要求用专用保养材料进行保养处理。

二、保养方法

保养方法包括功能维护和润滑，润滑分为手工润滑和机械润滑。

（一）手工润滑

指采用人工进行器械润滑的方法，是效果很好的手术器械润滑保养方式。手动将保养剂/润滑剂有针对性的涂抹到接头、关节处、旋转及滑动部件上（图4-88）。保养剂通过关节处/滑动部件的运动均匀抹开。器械经润滑保养之后，表面会变湿，首选干燥方法是机械烘干，也可手工擦干润滑部位之外多余的保养剂，注意使用清洁的、低落絮的擦布。

一些特殊的器械应遵从器械厂商建议的方法和部位来进行润滑、维护，或使用指定的润滑剂。

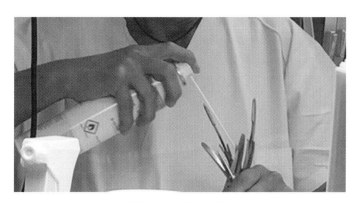

图4-88　手工润滑

1. **评估**

（1）器械有需要保养的部位如接头、关节处、旋转及滑动部件。

（2）润滑剂浓度符合要求。

2. **操作**

（1）用人工的方法将润滑剂准确涂抹或喷洒在器械的接头、关节处、旋转及滑动部件。

（2）通过操作器械，将润滑剂均匀地涂抹在器械上。

（3）用不落絮的布擦去多余的润滑油。

3. **注意事项**

（1）遵循产品说明书使用润滑剂。

（2）待器械冷却至室温后方可保养。反之，保养时会因移动器械部件而造成金属磨损或所谓的"金属腐蚀"，从而导致器械灵活度不佳或完全无法运作。

（3）不能使用浸泡槽浸泡润滑，以免有滋生微生物的危险。

（二）机械润滑

机械润滑是通过清洗消毒器完成器械润滑的方法。须按照产品说明书的稀释比例，设定润滑剂用量。清洗消毒器在终末漂洗程序中，机械泵自动加入润滑剂。机械润滑的方法效率高，可以避免润滑操作中的污染。

1. 评估

（1）清洗消毒器设定润滑剂用量符合要求。

（2）清洗消毒器机械泵工作正常。

（3）清洗程序包含润滑步骤。

（4）器械有需要保养的部位如接头、关节处、旋转及滑动部件。

2. 操作（表4-3）

表4-3 器械保养操作

操作步骤	操作要求及质量标准
1. 操作前准备	1. 着装符合包装区工作要求。清洁工作服、工作鞋、戴圆帽(须遮盖全部头发)等,做好手卫生 2. 器械润滑剂或保养剂、软毛刷、低落絮擦布
2. 保养前评估	1. 评估器械润滑剂或保养剂充足,在有效期范围内 2. 评估保养用软毛刷及低落絮擦布完好、齐全,处于备用状态 3. 评估器械清洁度及功能状态
3. 保养	1. 器械冷却到室温后进行器械保养 2. 将器械润滑剂或保养剂适当涂抹到器械如夹钳、剪刀、穿孔器等的铰接处、末端、螺纹处或滑动面这些特定部位上 3. 用软毛刷蘸取保养剂有针对性的涂抹到接头、螺纹和滑动面上 4. 器械表面上多余的润滑剂或保养剂使用低落絮擦布擦去
4. 注意事项	1. 由于有污染危险,所以不可使用浸泡槽 2. 塑料表面不可使用器械保养剂擦拭

（1）依据器械和设备生产厂商要求选用医用润滑剂。器械清洗程序中包含润滑阶段，医用润滑剂使用浓度按照润滑剂生产厂商说明书配置。

（2）器械清洗装载时，器械间留有一定的间隙，器械关节打开，充分暴露关节面、齿槽等部位，使其能与润滑剂充分接触。

3. 注意事项

（1）遵循产品说明书使用润滑剂。

（2）塑胶材质的器械不能使用润滑剂如呼吸管路、电源器械电线等，会引起材料变性。

（3）植入物不需使用润滑剂。

（4）一次机械"喷镀"或喷涂保养剂不仅效果不足，而且也无法防腐蚀。复杂器械的关节、滑动部件应根据灵活性和功能要求，宜再进行手工润滑。

第五章

包装技术

学习目的

1. 熟悉包装材料的选择。

2. 掌握不同包装材料的应用。

3. 掌握包装技术的原则和方法。

4. 掌握常规器械、精密器械的配置、保护、装配操作。

5. 掌握包装标识制作。

学习要点

本章介绍了包装技术的基础知识，包括建立无菌屏障的要素；包装材料的种类及使用范围。重点介绍了器械包装时的保护、正确装配方法和技能；闭合包装、密封包装的操作方法以及无菌物品标识、有效期的制作要求。

第一节 包装的基础知识

包装是建立无菌屏障的过程，是灭菌技术的重要环节；是清洗消毒后裸露的器械物品最终转变成无菌物品的一个关键的且不可分割的组成部分；是保障器械物品从灭菌后至使用前无菌状态的重要手段；是无菌物品及医患双方安全的基本保证。建立无菌屏障系统的要素，包括包装材料与包装技术两个方面。

一、包装的定义及术语

（一）定义

包装是根据器械物品的特性，选择适宜的包装材料，并采用相应的包装技术对其进行包裹、闭合或密封，从而建立无菌屏障的过程。

（二）术语

1. **无菌屏障系统** 使用包装材料经过闭合方式的包装操作形成的包，或使用预成型无菌包装材料通过密封包装操作形成的包。

2. **预成型的无菌屏障系统** 纸塑袋、纸袋等各类袋子和硬质容器。

3. **包装完好性** 包装未受到物理损坏的状态。

4. **闭合** 用于关闭包装而没有形成密封的方法。例如反复折叠，以形成一弯曲路径。

5. **闭合完好性** 闭合条件能确保该闭合至少与包装上的其他部分具有相同的阻碍微生物进入的程度。

6. **密封** 包装层间连接的结果。

注：密封可以采用诸如黏合剂或热熔法。

7. **密封完好性** 密封条件确保至少与包装上其他部分具有相同的微生物屏障。

8. **密封强度** 密封的机械强度。

9. **包装适应性** 包装材料和／或系统在不对医疗器械产生有害反应的前提下达到所要求的特性。

二、包装的目的

包装是指"需灭菌的医疗器械的包装材料和包装物"。包装的目的在于建立良好的无菌屏障，确保器械物品灭菌后在预期的使用、贮存寿命、运输和贮存等条件中保持无菌性。因此，无菌物品均应有完好的包装。没有合格的包装就没有合格的无菌物品。

三、包装的工作环境和物品准备

（一）工作环境准备

包装操作应在清洁区内进行，工作环境清洁、无尘、光线明亮，环境温度保持在

20～23℃，相对湿度为 30%～60%，采用机械通风的换气次数为 ≥ 10 次 /h。器械与敷料应分室包装，严格控制入室人员，以保持区域内的洁净度。

（二）物品准备

物品准备包括各类包装材料、器械配置清单、器械衬纸（吸水纸）、器械托盘、U 形器械支撑架、器械保护固定装置、包内及包外灭菌化学指示物、包外标识、封包胶带、胶带切割器、快速免洗手消毒剂等。

第二节 包装材料

包装材料是用于制造或密封包装系统或初包装的任何材料。包装材料和 / 或系统应符合 GB/T 19633 或 YY/T 0698—2，3，4，5，8，9 要求的相关技术指标。

消毒供应中心对购进的每批次包装材料都应在入库前做好医用耗材验收，索要生产厂商出具的产品检测报告并归档保存，并抽样检查材料是否有缺损和异物等不合格情况，合格后方可使用。

一、包装材料的基本特性

任何需灭菌的器械、物品必须加以包装，以确保在灭菌后至使用前的贮存期内保持无菌。所有包装材料，无论是纺织品、无纺布或纸塑复合袋等均应具备以下特性：

1. 包装材料需提供对灭菌物品的充分保障。

2. 允许足够的空气排出和灭菌介质的穿透，并允许包装内器械和物品充分干燥，与预期灭菌过程的适应性、卫生屏障功能等相一致。

3. 具有不含毒性成分的毒理学特性和不含褪色染料的化学特性。

4. 具有经过验证的密封完整性及防撕扯性，并能承受灭菌过程中的物理特性，可轻易开启并能无菌传送。

5. 包装材料灭菌前和灭菌后的储存寿命限度。

由此可见，包装材料的性质对保证和保持无菌是至关重要的，应符合 GB/T 19633—2015 的要求。在日常使用时，包装材料应在室温 20～23℃下、相对湿度为 30%～60% 的环境中至少放置 2h，以达到温度和湿度平衡，以确保在灭菌时能有足够蒸汽渗透。有经验表明，如果包装材料及物品太干，灭菌时会导致过高热和生物监测阳性等问题出现。

二、包装材料的分类和质量要求

目前医院消毒供应中心常用的包装材料主要分为可复用包装材料和一次性包装材料两类，前者包括纺织材料和硬质容器；后者包括医用皱纹纸、纸塑复合包装袋和非织造布材料（无纺布）。

（一）纺织材料

无菌包装的纺织材料（图 5-1）应符合 YY/T 0698.2—2009 的规定：

1. 包裹材料的径向和纬向断裂强力应不低于 300N。

2. 包裹材料的径向和纬向的干态和湿态撕破强力应不低于 6N。

3. 包裹材料的干态和湿态胀破强力应不低于 100kPa。

4. 包裹材料的透气性应不大于 20mm/s。

5. 包裹材料的疏水性应为 5 级；

6. 包裹材料的抗渗水性应不小于 30cm。

纺织材料具有可反复多次使用、抗张力效果好、柔软性佳、蒸汽穿透性强、经济实用等特点。

在使用中，应做到一用一清洗。每次使用前应对光检查纺织材料的清洁度及完好性，要求无污渍残留，无破损，除四边外不应有缝线，不应缝补。

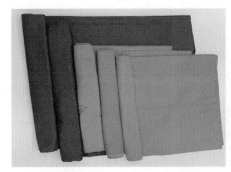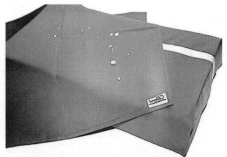

图 5-1　纺织材料

（二）医用皱纹纸

无菌包装的医用皱纹纸（图 5-2）符合 YY/T 0698.2—2009 的要求：

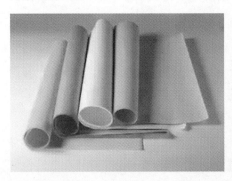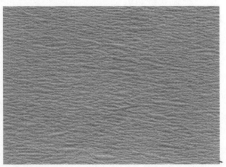

图 5-2　医用皱纹纸

1. 包裹材料的断裂伸长率沿机器方向应不小于 10%，横向应不小于 2%。

2. 包裹材料的疏水性应是穿透时间不小于 20s。

3. 最大等效孔径应不超过 50μm。

4. 包裹材料下垂沿机器方向应不超过 125mm，横向应不超过 160mm。

5. 包裹材料的抗张强度沿机器应不小于 1.33kN/m，横向应不小于 0.67kN/m。

6. 包裹材料的湿态抗张强度沿机器应不小于 0.33kN/m，横向应不小于 0.27kN/m。

医用皱纹纸具有良好的通透性，有利于灭菌介质和空气的进出；颜色多样，柔软性佳，可满足各种器械的包装需求；同时，还具有良好的阻菌性和防潮性等特点。与纺织布和非织造布相比其强度和抗撕裂性较差。为一次性包装材料，不可重复使用，成本相对较低。

每次使用前应检查医用皱纹纸的清洁度及完好性，如有破损、潮湿、异物不可使用。医用皱纹纸常用于包装轻质的器械或物品，不得用于重型或大件器械物品，容易产生湿包或破损。

（三）非织造布材料（无纺布）

无菌包装的非织造布材料（图 5-3）符合 YY/T 0698.2—2009 的要求：

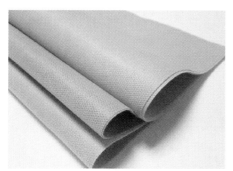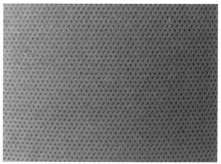

图 5-3 无纺布

1. 包裹材料的内在撕裂度沿机器方向应不小于 750mN，横向应不小于 1 000mN。

2. 包裹材料的耐破度应不小于 130kPa。

3. 10min 浸水时间中湿态耐破度应不小于 90kPa。

4. 包裹材料的断裂伸长率沿机器方向应不小于 5%，横向应不小于 7%。

5. 包裹材料的疏盐水性应不小于 75min。

6. 包裹材料的悬垂系数应不大于 90%。

7. 包裹材料的抗张强度沿机器应不小于 1.00kN/m，横向应不小于 0.65kN/m。

8. 包裹材料的湿态抗张强度沿机器应不小于 0.75kN/m，横向应不小于 0.50kN/m。

医院消毒供应中心常用的非织造布材料为 SMS 型和 SMMS 型。具有通气性强、防水性好、伸缩性佳、质轻柔韧、无毒无刺激性、容易分解、色彩丰富等特点。但与纺织布相比其强度和耐久性较差。为一次性包装材料，不可重复使用，成本相对较高。在阻菌性能和拉伸强度保障的前提下，应选择透气性好的无纺布，可减少湿包的发生，应注意无纺布并非越厚越好。

每次使用前应检查无纺布的清洁度及完好性，如有破损、异物不可使用。如使用双层无纺布边缘黏合在一起的包装产品时，还应检查两层无纺布黏合处的紧密度，注意检查有无松脱，分离等情况。

（四）纸塑复合包装袋

纸塑复合包装袋（以下简称"纸塑袋"）由一层透气材质（特种纸）和一层 PET 与 PP 塑料复合膜组合而成，有卷材结构和组合袋结构两种类型。无菌包装纸塑袋的透气材料符合 YY/T 0698.3，6，7，9，10—2009 的要求：

1. 纸应不脱色。

2. $1m^2$ 纸的平均质量应在制造商标称值的 ±5% 范围内。

3. 纸抽提液的 pH 应不小于 5 且不大于 8。

4. 氯化物含量应不超过 0.05%。

5. 硫酸盐含量应不超过 0.25%。

6. 纸的荧光亮度应不大于 1%；UV 照射源在距离 25cm 处照射，每 $0.01m^2$ 上轴长大于 1mm 的荧光斑点的数量应不超过 5 处。

7. 纸的透气性应不小于 3.4μm/（Pa·s）。

8. 纸的机器方向和向上的内在撕裂度应不小于 550mN；

9. 纸的耐破度应不小于 230kPa。

10. 纸的湿态耐破度应不小于 35kPa。

11. 纸的疏水性应是穿透时间不小于 20s。

12. 10 个试件的平均孔径应不超过 35μm，最大值应不大于 50μm。

13. 纸的抗张强度沿机器方向应不小于 4.40kN/m，横向应不小于 2.20kN/m。

14. 纸的湿态抗张强度沿机器方向应不小于 0.80kN/m，横向应不小于 0.45kN/m。

15. 纸张革面的吸水性应不大于 $20g/m^2$。

纸塑复合袋的塑料膜符合 YY/T 0698.5—2009 的要求：

1. 塑料结合层应不发生分离或发白。

2. 塑料膜应无针孔。

3. 塑料膜应无外来物质。

4. 塑料膜应能与透气材料热合，塑料膜的扯断因数应不小于 20N/15mm。

纸塑袋的特种纸可允许灭菌介质的穿透，从而达到对包装袋内的器械、物品、敷料等灭菌的目的；塑料膜既是包装袋的透明可视窗口，可便于灭菌器械的管理，又具有良好的阻菌功能，能延长灭菌器械的无菌保存时间，经灭菌后能保持良好的物理化学性能；包装袋上印有一个或多个一类灭菌化学指示物，其指示物性能应符合 GB 18282.1 的要求，每个指示物面积应不小于 100mm²。

每次使用前检查纸塑袋的清洁度及完好性，如有破损、潮湿、异物不可使用；还应确保包装袋在有效期范围内，防止因化学指示物过期而影响器械物品灭菌效果的判定。

纸塑袋常用于包装轻质的器械或单一物品，不得用于重型或大件物品，容易产生湿包或破损。常用包装袋类型有纸塑卷袋、纸塑单袋和纸塑自封袋。

1. **纸塑卷袋**（图 5-4） 为卷材结构，其密封总宽度应不小于 6mm。纸塑卷袋分为平面卷袋和立体卷袋，平面卷袋一般用于厚度不大于 5cm 的物品（建议）；而立体卷袋可用于厚度大的物品。纸塑卷袋具有存储方便，规格齐全，不受器械物品长短规格的限制等特点，每次使用前裁剪应确保包装袋上应至少有一个化学指示物标识，且指示物应不影响密封程序。装入物品后，其两端需采用医用热封机封口，达到密封包装。

2. **纸塑单袋**（图 5-5） 为预成型无菌屏障系统，装入物品后只需一次封口，操作方便。受长短限制，需存储很多规格，如需长期大量灭菌相同规格物品时可采用单袋。

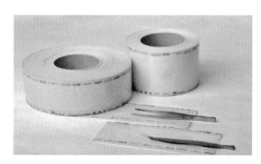

图 5-4 纸塑卷袋

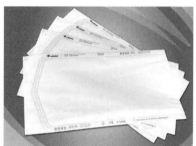

图 5-5 纸塑单袋

3. **纸塑自封袋**（图 5-6） 为预成型无菌屏障系统，自封袋是靠压敏胶密封的无菌屏障系统，不需配备封口机，操作方便；但规格较少，价格较高。其黏合区应位于透气材料一侧，并被一层释放材料所覆盖，应有保护措施，确保当组合袋被闭合后没有通过或绕过黏合区域的通道，该闭合系统应能对组合袋是否已被打开给出清晰的提示。在使用前应检查黏合区保护措施的完好性，如发现保护失效，该组合袋不可使用。

（五）硬质容器

硬质容器（图 5-7）是一种用于灭菌、存储、运输及已灭菌器械无菌取出的过程中，盛放医疗器械的钢性无菌屏障系统，应符合 YY/T 0698.8—2009 的要求。为可复用性包装材料，一般使用寿命为 10 年左右，其质量优劣与否将直接影响到容

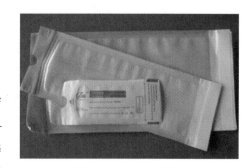

图 5-6 纸塑自封袋

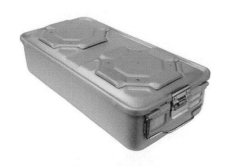

图5-7 硬质容器

器内盛装器械物品的灭菌效果及无菌保持，故硬质容器应定期由生产厂商维护保养，以确保硬质容器的使用质量。

硬质容器每次使用后应正确拆分及清洗消毒处理，做到一用一洗一消毒，与器械清洗消毒方法相同，若采用机械清洗，需配备专用清洗架。每次使用硬质容器前应仔细检查容器及其组件（盒盖的锁闭装置、密封垫片、盒身把手）的清洁度及完好性，发现容器不清洁应重新处理。容器出现变形、锁闭装置损坏、垫片有缺损、脱落或变形、把手开裂或脱落等情况均不可使用，需通知生产厂商维修更换。

硬质容器的盒盖和/或底座上应有一个或多个灭菌剂口（即通气系统），分为阀门型和过滤型两种。每次使用前应检查通气系统的完好性及功能状态。阀门型通气系统的硬质容器（图5-8），清洗时应拆卸其疏水阀，清洗消毒后再装配，并检查疏水阀及通气阀弹簧装置的弹性及完好性。过滤型通气系统的硬质容器（图5-9），如为一次性滤纸应每次更换；如为永久性滤纸清洗后应检查过滤纸及其固定装置的清洁度、完好性，以防止使用过程中滤纸发生移动而影响灭菌效果。

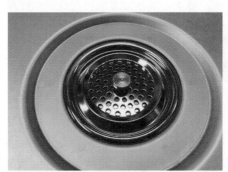
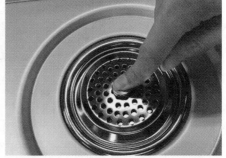

图5-8 阀门型通气系统

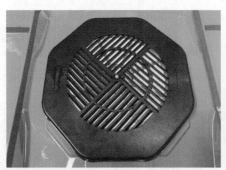
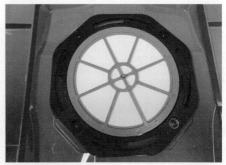

图5-9 过滤型通气系统

（六）Tyvek（特卫强）医用包装袋

Tyvek（特卫强）医用包装袋（图 5-10）是 Tyvek（特卫强）与特制的膜制成的包装材料，应符合 YY/T 0698.9—2009 的要求，其成本较高，主要用于过氧化氢低温等离子体灭菌，无菌包装的器械物品中不应含天然纤维的材质如纸、纺织品、棉布等。

Tyvek（特卫强）医用包装袋一般为卷材结构，包装袋上印有一个或多个一类灭菌化学指示物，每次使用前应检查包装袋的清洁度、完好性及有效期，并根据器械物品的规格，选择并裁剪适宜的包装袋尺寸，裁剪后应确保包装袋上应至少有一个化学指示物标识，且指示物应不影响密封程序。装入物品后，其两端需采用医用热封机封口，封口温度应遵循包装袋生产厂商说明书，以达到最佳密封效果。

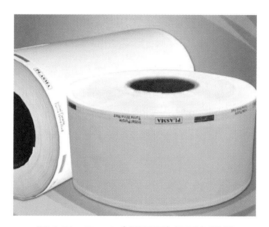

图 5-10 Tyvek（特卫强）医用包装袋

第三节 包装设备与工具

器械、器具和物品的包装时，根据各类包装材料的包装要求，通常会借助一些包装辅助设备与工具，以完成整个包装操作，确保包装的正确性及完好性，从而使灭菌后的物品保证及保持无菌质量。常用的包装设备及工具包括医用热封机、全自动卷料切割封口一体机、器械托盘、U 形器械支撑架、器械保护与固定装置等。

一、医用热封机

（一）工作原理及适用范围

医用热封机是利用热封合原理将装有器械物品的包装袋进行封口，形成一个无菌屏障系统的设备。常用的医用热封机有脉冲型（图 5-11）和连续型（图 5-12）两种，适用于纸塑袋、纸塑立体袋和纸袋等包装材料的密封包装。

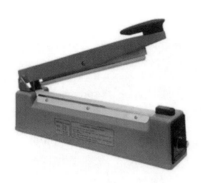

图 5-11　脉冲型医用热封机

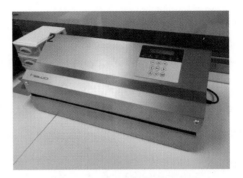

图 5-12　连续型医用热封机

医用热封机的基本结构包括加热元件、压力辊、传递滚轴等组成。根据医用热封机是否具有打印功能还可分为普通型和打印型。民用热封机只可用于食品、工业用品的封口，因达不到无菌屏障要求，不能医用。

医用热封机的关键运行参数为封口温度、封口压力和封口时间。每日使用前应做好设备运行前检查，以确认设备各运行参数在正常范围内，保证封口操作正常有序进行。

1. **封口温度**　通常密封温度 120～200℃。具体设置温度要求应根据包装材料生产厂商提供参数来调试。建议 Tyvek 医用包装袋封口温度 120℃；纸塑袋封口温度 180℃。如温度过低，封口会不完整或不牢固。如温度过高，则将很难拆开包装或包装材料融化。

2. **封口压力**　通常封口压力设置在 65N 左右。压力辊压力设定不正确，则封口就不能确保密封性。

3. **封口时间**　通常为 9.8m/min。

（二）注意事项

每日操作开始前应对设备密封性能的有效性进行测试，可采用常规检查（模拟运行操作）或医用热封机性能专用测试物检测（测试条法或染色液穿透法）（图 5-13），以确认封口效果。密封包装要求封口处应有连续的密封宽度及完整的密封效果，且均匀完整（无皱折、断裂）且紧闭，无通道和开封，无穿孔或撕开，无材质分层或分离。医用热封机还应定期由生产厂商对其维护保养，以确保设备的使用质量以及密封性能。

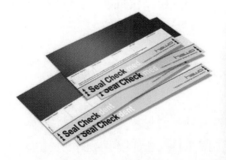
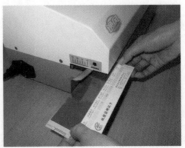

图 5-13　医用热封机性能专用测试物检测（测试条法）

二、全自动卷料切割封口一体机

（一）工作原理

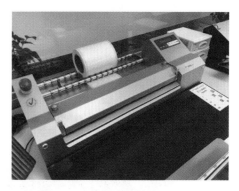

图 5-14　全自动卷料封口一体机

为一种可对医用包装袋进行切割并同时封口的机器（图 5-14），其工作原理为采用微电脑控制，滚轮传输卷料并自动控制包装袋长度，通过刀片裁切，同时将包装袋一端进行热封合。

（二）注意事项

每日使用前应做好设备运行前检查及密封性能的有效性测试，保证封口操作正常有序进行。设备连续剪裁封口操作前，应妥善放置医用包装袋，防止包装袋移位。封口后的包装袋应检查密封效果，并整齐叠放于清洁干燥处，以防包装袋破损或污染。

三、器械托盘

（一）工作原理

器械托盘是器械、器具和物品的盛装容器，为包装的辅助工具。托盘的四周及底部均有孔隙，以利于清洗介质的进出及灭菌介质的穿透，孔隙的构造有网格编织的、也有冲孔的。常用的有单层器械托盘（图 5-15）、多层器械托盘（图 5-16）、有盖托盘、密纹托盘、腔镜器械托盘、外来医疗器械托盘（图）等。器械装配整理后应妥善放置于器械托盘内。器械托盘的材料有不锈钢和高分子材料等。

（二）注意事项

每日使用前应检查器械托盘的完好性，应无缺损、无毛刺、无锈蚀等，避免器械包装时损伤包装材料的完整性。根据器械的规格及尺寸选用适宜尺寸的器械托盘，避免因托盘孔径过大导致器械穿出器械托盘外，造成器械损坏和包装材料破损。

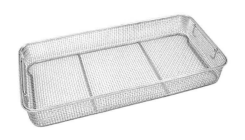

图 5-15　单层器械托盘

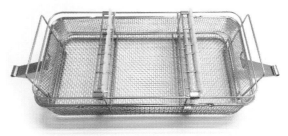

图 5-16　多层器械托盘

四、U 形器械支撑架

（一）工作原理

用于器械装配整理时串连多把轴节类器械。将 U 形器械支撑架（图 5-17）的两端穿入器械的指环部位，一方面可确保灭菌时器械关节（轴节）处于打开状态，另一方面可防止器械在搬运过程中相互碰撞和器械间扭结。

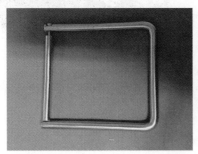
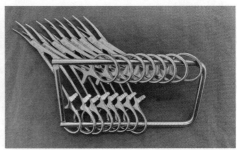

图 5-17　U 形器械支撑架

（二）注意事项

每日使用前应检查器械支撑架的完好性及功能性，应无缺损，无锈蚀、关节活动自如。根据串联器械的指环间距选用适宜宽度的器械支撑架，串联后每件器械的关节均处于张开状态，且不可超出器械托盘的高度。同时器械支撑架的长度应与串联器械的数量相匹配，避免支撑架过短导致串联器械散落于器械托盘内。

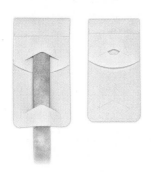

五、器械保护与固定装置

（一）工作原理

器械保护通常在器械配置时使用，主要用于器械精细部位的保护；器械固定装置通常在器械装配时使用，主要用于精密器械支撑固定；器械保护、固定装置既可以防止器械在清洗、灭菌和搬运过程中受到碰撞损坏，又可以避免器械刺破包装材料。常用的保护与固定装置包括专用纸夹（图 5-18）、套管（图 5-19）、泡沫、保护袋、硅胶垫（图 5-20）、固定支架（图 5-21）等。保护套管根据使用的种类分为器械尖端保护套和牵开器尖端保护套。器械尖端保护套管还可根据使用器械的形状分为圆柱形和扁平形。

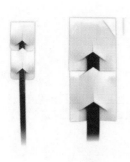

图 5-18　专用纸夹

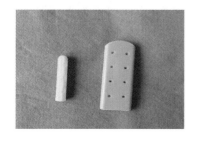
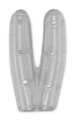

图 5-19　套管

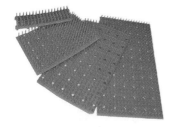
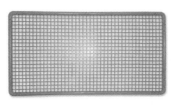
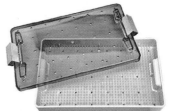

图 5-20　硅胶垫

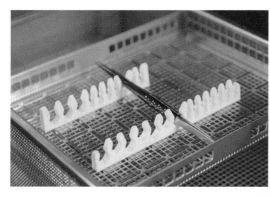
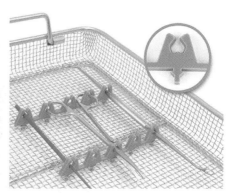

图 5-21　固定支架

（二）注意事项

每日使用前应检查器械保护与固定装置的完好性，应无缺损、无裂缝。器械保护与固定装置选用时，应注意其材质与器械灭菌方式的兼容性。根据器械被保护部位的规格和尺寸选用适宜的器械保护装置，装置过大易松脱，无法起到器械保护作用，装置过小会导致器械损坏。同时根据需要固定器械的规格及数量选用适宜的固定支架，确保各器械间以及与器械托盘四周均留有一定的间隙。避免支架孔隙过大无法起到器械固定作用，器械摆放过密造成器械损坏。

第四节 包装方法

一、包装前的准备

（一）器械配置

灭菌包内器械的配置应与使用部门协商决定，每套器械都应有规范统一的器械配置清单，清单上应详细注明每种器械的名称、规格及数量。器械配置前应检查器械的清洁度、完好性及功能质量，合格后依据器械组装的技术规程或图示完成器械组装操作。每套器械配置时都应严格按照器械配置清单的要求。

（二）器械保护

灭菌包内的锐利器械、精密器械的尖锐端及精细部位都应采取保护措施，且器械保护装置应确保器械被保护部位能够充分接触灭菌介质，以达到灭菌效果（图 5-22）。根据器械需要被保护部位的形状种类及规格尺寸选择适宜的器械保护装置，应做到完全包裹器械需要被保护的部位，且器械关节处始终处于张开状态或功能位（图 5-23）。多件或成套精密器械应使用有固定作用的硅胶垫或固定支架等特殊器械托盘保护，应确保器械完全嵌入硅胶垫的刺突内（图 5-24）或嵌入固定支架的卡槽内（图 5-25），并在器械放置后再次确认器械放置的稳妥性，确保器械在灭菌和搬运过程中不致损坏以及包装不会被破坏。

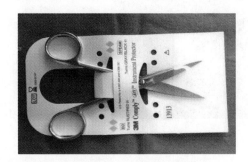

图 5-22 专用纸夹的保护

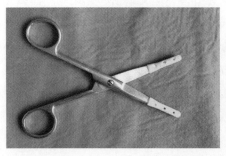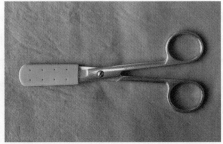

图 5-23 套管的保护

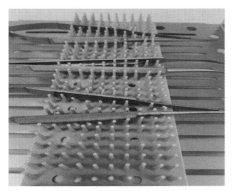
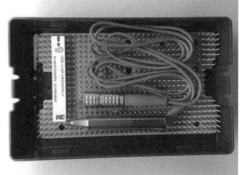

图 5-24　硅胶垫的保护

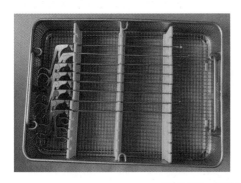
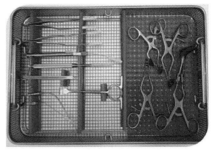

图 5-25　固定支架的保护

（三）器械装配

灭菌包内的器械应放置在与之规格尺寸相匹配的有孔托盘中配套包装，避免器械因搬动、挤压而损坏。器械摆放应平整有序，通常按使用的先后顺序摆放，方便使用者拿取。不应将器械捆扎包装，避免蒸汽灭菌时产生较多冷凝水。各类器械物品摆放应符合要求，具体方法如下：

1. **器皿类**　盆、盘、碗等器皿，宜与手术器械分开单独包装，有盖的器皿应开盖，倒立或侧放于器械托盘中；摆放器皿时，小器皿放在大器皿里面（图 5-26），嵌套摆放的器皿尺寸应至少相差 3cm 左右。因为相同尺寸器皿重叠，负压时会使两个平面吸附，影响蒸汽渗透，所有的器皿开口都应朝同一个方向，并用吸水布或医用吸水纸隔开。

2. **器械类**　同类器械、物品宜放在一起，器械及敷料不得放置于同一器械托盘内包装，因金属表面水分不宜挥发，形成冷凝水后容易使敷料潮湿，导致湿包的产生；手术剪刀、手术钳等轴节类器械不应完全锁扣，可使用 U 形器械支撑架或其他方法（图 5-27）；多元件组合器械应拆开放置，较小的零配件宜放于密纹筐内，防止丢失；带阀门的器械应将阀门呈开启状态（图 5-28），便于灭菌时与灭菌介质充分接触；软性管腔类器械物品应盘绕放置，直径 ≥ 10cm，无锐角，须保持管腔通畅（图 5-29），有利于灭菌介质充分接触管腔的所有内外表面；较重器械应放置于托盘底部或一端，以免损坏其他器械。

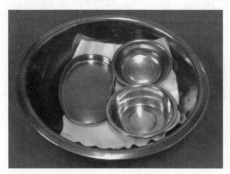

图 5-26　摆放器皿

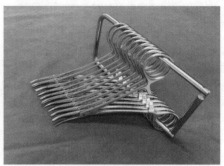

图 5-27　串联器械

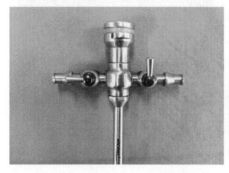

图 5-28　开启阀门（左为开启状态）

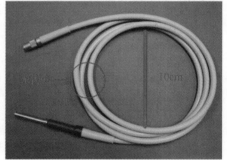

图 5-29　盘绕导线

（四）核对

正确的器械配置有利于临床操作以及手术的顺利进行，故器械配置、装配完成后应做到双人核对，确认器械的种类、规格及数量无误后初检与复检人员签全名，字体端正，字迹清晰。

（五）包装材料选择

依据器械生产厂商说明书建议的灭菌方式、器械的特性以及器械数量规格，选用适宜的包装材料，并按包装方法正确包装。

二、包装操作

包装操作前应再次检查包装材料的清洁度、完好性以及包装材料的规格尺寸与被包装物相匹配。

包装操作后应仔细检查封口处，确保其完整（无皱折、断裂）且紧闭。封口范围内没有受损、通道或者开口；没有刺破或者裂开；没有分层或材料分离等情况。

（一）包装方法

常用的包装方法有闭合式包装、密封式包装和硬质容器包装。

1. **闭合式包装**　器械物品包装后，将开口反复折叠以形成一弯曲路径，并采用专用材料封闭。主要用于配套器械、器具以及敷料的包装在选用纺织材料、无纺布、皱纹纸等包装材料时。方法有：信封包装法、方形包装法和同时包装法。成套器械通常采用闭合式包装方法应由两层包装材料分二次连续包装，包装时两次包装可使用相同的包装方法，也可以将两种包装方法混合使用（如第一层采用方形包装法，第二层采用信封包装法）。若使用两层无纺布边缘黏合在一起的包装产品时，也可以采用两层同时包装法，这种方法常用于临床诊疗包的包装如静脉切开穿刺包等。

（1）信封包装法

1）将方形包装材料按对角先放在操作台上，使其一角指向操作台前方。将被包装的物品与包装的顶角和底角的一条线成直角，放在包装材料的中心位置（图 5-30）。

2）将底角向上折叠全部遮盖住物品，然后向上折回形成一个折翼（图 5-31）。

3）将包装的右角向左折叠盖住物品，然后向右折回形成一个折翼（图 5-32）。

4）将包装的左角向右折叠盖住物品，与先前的折叠交错，然后向左折回形成一个折翼（图 5-33）。

5）将包装的顶角向下折叠全部遮盖住物品，将折翼卷进先前的左右折缝里，留下一个可见的小垂片，角尖外部突出大约 5cm，以便在无菌环境中打开（图 5-34）。

6）再以同样的方式包装第二层。

7）包外用两条专用灭菌指示胶带封住包裹的封口处（图 5-35）。

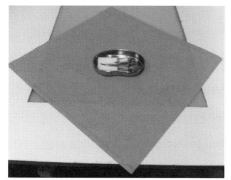

图 5-30　信封包装法 A

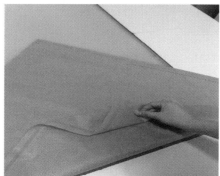

图 5-31　信封包装法 B

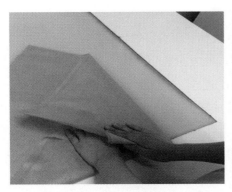

图 5-32 信封包装法 C

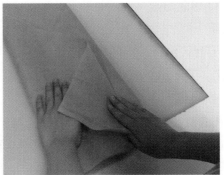

图 5-33 信封包装法 D

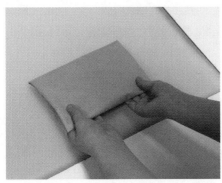

图 5-34 信封包装法 E

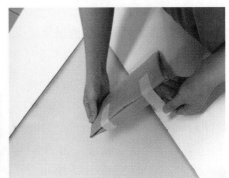

图 5-35 信封包装法 F

（2）方形包装法

1）将包装材料按长方形放于操作台上，将要包装的物品正放于包装材料的中心位置（图 5-36）。

2）将顶部的包装材料边向下折叠，全部遮盖住物品，然后向上折回形成一个折翼（图 5-37）。

3）将底部的包装材料向上折叠盖住物品，然后折回形成折翼，与先前的折痕重叠包裹住物品（图 5-38）。

4）将右边的包装材料向左平整地折叠盖过包裹，然后向右折回形成折翼（图 5-39）。

5）将左边的包装材料向右平整地折叠盖住包裹，与先前的折叠重合，形成一个整齐的包裹（图 5-40）。

6）再以同样的方式包装第二层。

7）包外用两条专用灭菌指示胶带封住包裹的封口处（图 5-41）。

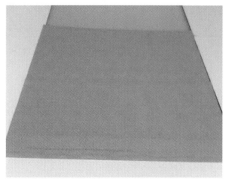

图 5-36　方形包装法 A

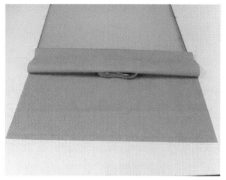

图 5-37　方形包装法 B

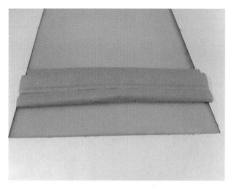

图 5-38　方形包装法 C

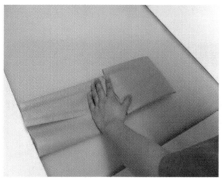

图 5-39　方形包装法 D

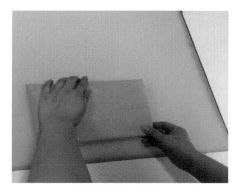

图 5-40　方形包装法 E

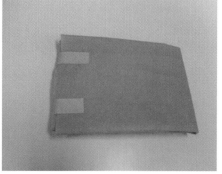

图 5-41　方形包装法 F

（3）同时包装法

1）信封包装：采用第 1 步到第 5 步及第 7 步。

2）方形包装：采用第 1 步到第 5 步及第 7 步。

2. **密封式包装**　是采用黏合剂或热封合的方法，使包装层间相连接，并密封。一般选用纸塑袋、纸袋等包装材料，主要用于重量较轻、体积较小的单件器械包装。密封式包装灭菌包外应设有灭菌化学指示物，如为高度危险性物品，包内还应放置包内化学指示物；如果透过包装材料可直接观察包内灭菌化学指示物的颜色变化，则不必放置包外灭菌化学指示物。

　　密封式包装若使用纸塑袋、纸袋等包装材料，可使用一层。若物品需要双层包装，即物品先放在一个较小的包装袋中封口，然后再放在第二个较大的包装袋中，两层包装袋的尺寸应匹配，内层包装袋放入外层包装袋内应平整，不可折叠，开口方向应一致，且必须是纸面对纸面，塑面对塑面，以便灭菌介质的穿透（图5-42）。

　　纸塑袋包装器械时，应使器械的指环一端或器械手持部位朝包装开启方向（开启方向参照生产厂商产品包外标识）（图5-43），以便操作者在使用打开时第一时间抓握住一端（如器械的指环或手持部位），防止污染器械。

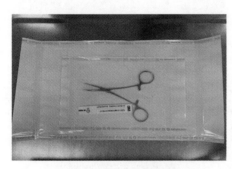
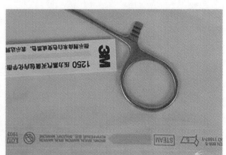

图 5-42　双层纸塑袋包装　　　　　图 5-43　器械指环与纸塑袋开口方向一致

密封式包装一般需借助专用设备完成包装操作：

（1）脉冲型热封机的密封法

1）将纸塑袋开口端放在热封机封口处。

2）当封口温度到达设置温度时，将热封机封口的上端与下端合拢。

3）停留数秒后放开，等密封处冷却，使塑料粘在纸上。

（2）连续型热封机的密封法

1）开启热封机，设备会自动预热至上一次使用时所设置的温度、压力等参数。

2）将纸塑袋开口端放入封口处，塑面向上，纸面向下。

3）纸塑袋顺着滚轴从左向右滚动。

4）位于设备封口处顶部和底部的加热装置将封口接缝处的温度加热到预设定温度，封口温度是可监控的。

5）封口接缝处被加热后，通过封口滚轮压合纸塑袋的上下两层材料。

6）若有打印功能的热封机将数据打印在纸塑袋的纸面上。

7）完成封口的纸塑袋将从热封机封口处另一端取出。

（3）纸塑自封法：因其在封口处自带粘胶条，密封时只需折叠包装袋末端，将粘胶条盖住开口处密封即可。封口处必须小心折叠粘贴，无异物附着，以免出现间隙或皱褶，避免微生物从间隙或皱褶进入污染其中物品。

3. **硬质容器包装** 通常用于成套手术器械的包装，硬质容器具体使用和操作，应遵循生产厂商的使用说明或指导手册。将配置整理后的成套器械与容器相匹配的网篮中，再将网篮放入容器底座，加盖盒盖并扣上盒盖的锁闭装置，并确保盒盖与底座没有错位，对合紧密妥帖，若硬质容器没有自带的热敏锁则需扣上外置一次性安全锁扣，最后粘贴灭菌标识和灭菌包外化学指示物（图5-44）。

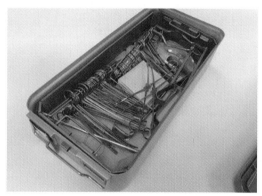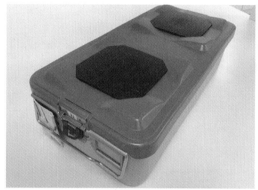

图 5-44 硬质容器包装

（二）封包

1. **闭合式包装的封包** 封包配件有灭菌指示胶带及普通封包胶带。目前较为推荐使用灭菌指示胶带，它不但可以安全地使包装闭合，而且通过胶带的颜色变化提供可见的外部灭菌指示。封包时胶带使用的长度应与灭菌包体积、重量相适宜，松紧适度，可采用两条平行（图5-45）、井字形（图5-46）或十字形（图5-47）封包方式，以确保封包严密，保持闭合完好性。不应使用别针、绳子封包，因别针、回形针或其他锐利物品会刺破包装材料，造成微生物污染；绳子封包时会因其缺乏弹性和延展性，若包扎过紧容易影响灭菌介质穿透，过松则容易在储存运输中松脱。

2. **密封式包装的封包** 采用贴合剂方法的包装材料有纸塑自封袋；采用热封合方法的包装材料有纸袋、纸塑卷袋、纸塑单袋、特卫强包装袋等。采用医用热封机密封包装后，应检查包装袋两端的封口处，确认密封均匀完整（无皱折、断裂）且紧闭，以确保完全密封。封口处的密封宽度≥6mm，封口处与包装袋的边缘应≥2cm，方便使用者撕开包装。包内器械距包装袋封口处≥2.5cm，若物品离封口太近，纸塑袋或封口在灭菌过程中可能会破裂；纸塑袋太大可能会使其中的物品移动而造成包装破裂（图5-48）。

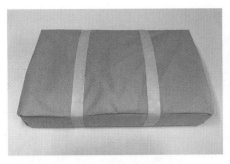
图 5-45　两条平行封包法

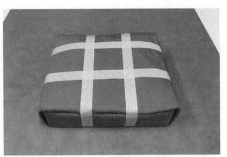
图 5-46　井字形封包法

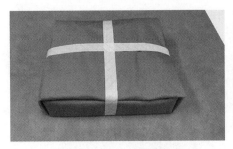
图 5-47　十字形封包法

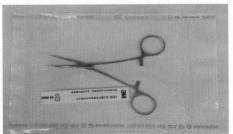
图 5-48　密封式封口

3. **硬质容器包装的封包**　每个硬质容器都有一个"触动"显示密封系统（即安全锁闭装置），可提示无菌物品是否被意外打开而污染其中物品，常见的锁闭装置有自带热敏锁（图 5-49）或外加一次性安全锁扣（图 5-50）等。每次包装及灭菌后应确认密封系统的完好性，临床使用前须再次确认密封系统未被意外打开。开放式的储槽不属于硬质容器，不能作为灭菌物品的包装。

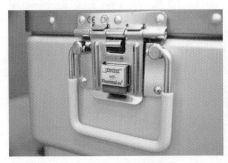
图 5-49　热敏锁锁扣

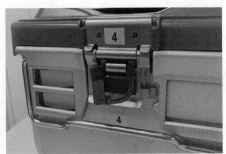
图 5-50　一次性安全锁扣

三、包装标识

（一）材料要求

包装标识材料应符合以下要求：①对包装材料和系统与所用灭菌过程的适应性无影

响，包装标识应不会破坏包装材料；②不会影响所使用的灭菌过程；不会因所用的灭菌过程而导致难以辨认；③不会引起墨迹向医疗器械迁移；④其黏结应能经得起灭菌过程和制造者规定的储存和运输条件。

（二）标识方法

器械、物品包装后应注明标识，标识可采用多种方法，如直接打印或书写在包装材料或系统上，或用黏合、熔接或其他方法将标识贴于包装材料或系统上。采用纸塑袋包装物品时，标识须贴在纸塑袋的塑面，不应用笔直接标记在纸面，以免损坏材料，且油墨易于渗入，从而污染灭菌包内物品。

（三）标识内容

灭菌物品外的包装标识应清洁完整、无污染，字体端正、字迹清晰、无错别字，注明物品名称、包装者等内容。灭菌前注明灭菌器编号、灭菌批次号、灭菌日期和有效期等相关信息（图 5-51）。如为专科使用的器械、物品，必须注明科室名称。标识应具有可追溯性，应能查询到器械物品再处理的各个环节信息，包括包装者、灭菌者、灭菌锅号锅次、灭菌周期物理参数等。

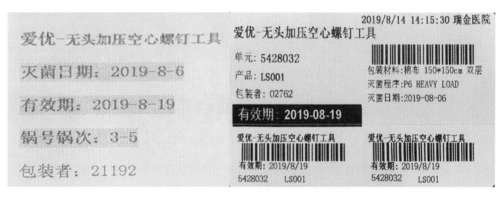

图 5-51　包装标识

四、包装重量体积

灭菌包的重量及体积应符合 WS 310.2—2016 要求：

1. **压力蒸汽灭菌包重量要求**　器械包重量不宜超过 7kg，敷料包重量不宜超过 5kg；若使用硬质容器，依据 EN 868-8 的要求装载量为，标准容器 10kg，3/4 容器 7kg，1/2 容器 5kg。

2. **压力蒸汽灭菌包体积要求**　下排气式压力蒸汽灭菌不宜超过 30cm×30cm×25cm；预真空式压力蒸汽灭菌不宜超过 30cm×30cm×50cm。

3. 器械物品包装后应再次确认灭菌包的体积和重量，以防灭菌包体积过大或包装过重，影响灭菌效果。而对于超大、超重器械如骨科外来医疗器械，厂商必须提供其灭菌参数，消毒供应中心应对此灭菌参数进行测试，以确保灭菌质量的安全和有效。

五、注意事项

1. 包装操作时应做好"查""对""查"是指包装前检查、包装时检查、包装后检查；"对"是核对物品名称、数量、规格、清洁度、完好性、物品性能、包装材料、灭菌方式。

2. 严格按照操作规程进行器械的配置、保护、装配、包装等流程，确保灭菌包的重量、体积在规定范围内，监控各包装环节质量。

3. 根据器械物品的特性及灭菌要求选择适宜的包装方法，闭合式包装应确保封口闭合完整，无漏隙；密封式包装应确保封闭严密、平整。

4. 建立包装质量评价指标，要求对包装质量进行系统的、全面的效果评价并有记录。

六、常见器械包装方法（表 5-1~ 表 5-6）

表 5-1　单件器械（血管钳）纸塑袋密封式包装操作

操作步骤	操作要求及质量标准
1. 操作前准备	1. 着装符合包装区工作要求。清洁工作服、工作鞋、戴圆帽（须遮盖全部头发）等，做好手卫生 2. 纸塑卷袋、包内化学指示卡、包装标识，备手消毒剂
2. 包装前评估	1. 评估器械经过清洗、消毒后评估器械的清洗质量，包括清洁度、完好性、功能状态，均合格后方可包装 2. 评估纸塑卷袋规格尺寸是否适宜，有无污渍、破损等情况，是否与标识信息一致 3. 评估包内化学指示卡的有效期 4. 评估包装标识的清洁度、完整性
3. 装配	根据包装标识注明的器械名称、数量、规格、装配
4. 包装	1. 采用密封式包装法，选择规格尺寸相适宜的医用纸塑袋或纸袋，需采用医用热封机密封包装袋开口处 2. 血管钳放入纸塑袋时，器械的指环一端朝纸塑袋开启方向（开启方向参照生产厂商产品包外标识），且血管钳关节的应处于张开状态 3. 所有操作均符合 WS 310.2—2016 相关规定
5. 标识	1. 检查核对包装标识，内容包括：名称、包装者、灭菌日期、有效期、灭菌器编号、灭菌批次 2. 在纸塑袋塑面醒目部位贴上包装标识

表 5-2 诊疗器械（导尿包）无纺布闭合式包装操作

操作步骤	操作要求及质量标准
1. 操作前准备	1. 着装符合包装区工作要求。清洁工作服、工作鞋、戴圆帽（须遮盖全部头发）等，做好手卫生 2. 无纺布、封包胶带、包内化学指示卡、包装标识、器械配置清单，备手消毒剂
2. 包装前评估	1. 评估器械经过清洗、消毒后评估器械的清洗质量，包括清洁度、完好性、功能状态，均合格后方可包装 2. 评估无纺布的规格、尺寸是否适宜，有无污渍、破损等情况，是否与标识信息一致 3. 评估封包胶带、包内化学指示卡的有效期 4. 评估包装标识的清洁度、完整性 5. 评估器械配置清单与器械是否匹配，字迹清晰
3. 装配	1. 根据器械配置清单核对清点器械名称、数量、规格 2. 按照器械装配图册或卡片摆放器械，符合先用后放的顺序，利于无菌操作 3. 器械配置清单与器械匹配，在清单的签名栏内签全名，并放于器械的中心位置
4. 包装	1. 根据诊疗器械的数量与重量选择尺寸合适的无纺布 2. 采用闭合式包装方法，则将器械放于无纺布的中心位置，放置包内化学指示卡。两层包装材料一次包装，要求包装松紧适宜，大小规格和重量不得超过标准要求 3. 封包使用专用封包胶带，严禁用别针、绳子封包。封包方式采用两条平行、井字形或十字形 4. 所有操作均符合 WS 310.2—2016 相关规定
5. 标识	1. 检查核对包装标识，内容包括名称、包装者、灭菌日期、有效期、灭菌器编号、灭菌批次 2. 在器械包醒目部位粘贴包装标识

表 5-3 成套手术器械硬质容器包装操作

操作步骤	操作要求及质量标准
1. 操作前准备	1. 着装符合包装区工作要求。清洁工作服、工作鞋、戴圆帽（须遮盖全部头发）等，做好手卫生 2. 硬质容器、封包胶带、包内化学指示卡、包装标识、器械配置清单，备手消毒剂
2. 包装前评估	1. 评估器械经过清洗、消毒后评估器械的清洗质量，包括清洁度、完好性、功能状态，均合格后方可包装 2. 评估硬质容器的规格、尺寸是否适宜，有无污渍、破损等情况，是否与标识信息一致 3. 评估封包胶带、包内化学指示卡的有效期 4. 评估包装标识的清洁度、完整性 5. 评估器械配置清单与器械是否匹配，字迹清晰
3. 装配	1. 根据器械配置清单核对清点器械名称、数量、规格 2. 按照器械装配图册或卡片摆放器械，符合先用后放的顺序，利于无菌操作 3. 器械摆放整齐，可以用 U 形器械支撑架串联固定器械，确保每把器械关节呈张开状态 4. 应使用硬质容器专用篮筐放置器械，并在篮筐底部铺垫吸水性较强的医用垫纸或垫巾，利于器械灭菌后的干燥；器械摆放不得超过篮筐的高度，防止积压造成器械损坏 5. 器械配置清单与器械匹配，在清单的签名栏内签全名，并放于器械的中心位置

操作步骤	操作要求及质量标准
4. 包装	1. 根据手术器械的数量与重量选择合适的硬质容器 2. 采用硬质容器包装法,则将器械放于硬质容器专用篮筐内,再将篮筐放入硬质容器底座内,放置包内化学指示卡。加盖盒盖并扣上盒盖的锁闭装置,并确保盒盖与底座没有错位,对合紧密妥帖 3. 若硬质容器没有自带的热敏锁,则需扣上外置一次性安全锁扣,最后粘贴包外化学指示物 4. 所有操作均符合 WS 310.2—2016 相关规定
5. 标识	1. 检查核对包装标识,内容包括:名称、包装者、灭菌日期、有效期、灭菌器编号、灭菌批次 2. 在器械包醒目部位粘贴包装标识

表 5-4　精密器械无纺布闭合式包装操作

操作步骤	操作要求及质量标准
1. 操作前准备	1. 着装符合包装区工作要求。清洁工作服、工作鞋、戴圆帽(须遮盖全部头发)等,做好手卫生 2. 无纺布、封包胶带、包内化学指示卡器械托盘、器械保护装置、包装标识、器械配置清单,备手消毒剂
2. 操作前评估	1. 评估器械经过清洗、消毒后评估器械的清洗质量,包括清洁度、完整性、功能状态,特别注意功能端,均合格后方可包装 2. 评估无纺布的规格、尺寸是否适宜,有无污渍、破损等情况,是否与标识信息一致 3. 评估封包胶带、包内化学指示卡的有效期 4. 评估器械托盘、器械保护装置的清洁度、功能状态 5. 评估包装标识的清洁度、完整性 6. 评估器械配置清单与器械是否匹配,字迹清晰
3. 保护	1. 手术镊的两个镊端可采用圆柱状保护套管,套管应全部包裹器械尖端,且松紧适宜 2. 手术剪可采用专用纸夹保护尖端部位,依据使用说明操作,确保其关节处于张开状态 3. 采用硅胶垫固定成套的精密器械时,确保每件器械均完全嵌入硅胶垫内 4. 采用固定支架固定放置精密器械时,器械应完全嵌入器械支架的空隙内,松紧适应。放置后再次确认器械在支架内不会自由活动 5. 成套精密器械摆放需整齐有序,器械间应留有一定间隙,装载量不应超过装载容器的高度,以防止器械间相互碰撞而损坏,器械过多时可放置两层,两层间须有间隔保护
4. 装配	1. 根据器械配置清单核对清点器械名称、数量、规格 2. 按照器械装配图册或卡片摆放器械,符合先用后放的顺序,利于无菌操作 3. 器械配置清单与器械匹配,在清单的签名栏内签全名,并放于器械的中心位置
5. 包装	1. 根据手术器械的数量与重量选择合适的无纺布 2. 采用闭合式包装方法,则将器械放于无纺布的中心位置,放置包内化学指示卡。两层包装材料一次包装,体积较大的器械可采用两层包装材料两次包装,选择信封式或方形包装法。要求包装松紧适宜,大小规格和重量不得超过标准要求

续表

操作步骤	操作要求及质量标准
5. 包装	3. 封包使用专用封包胶带,严禁用别针、绳子封包。封包方式采用两条平行、井字形或十字形 4. 所有操作均符合 WS 310.2—2016 相关规定
6. 标识	1. 检查核对包装标识,内容包括:名称、包装者、灭菌日期、有效期、灭菌器编号、灭菌批次 2. 在器械包醒目部位粘贴包装标识

表 5-5 外来医疗器械纺织材料闭合式包装操作

操作步骤	操作要求及质量标准
1. 操作前准备	着装符合包装区工作要求。清洁工作服、工作鞋、戴圆帽(须遮盖全部头发)等,做好手卫生 纺织材料、封包胶带、包内化学指示卡、外来医疗器械专用盛装容器或器械托盘、包装标识、器械配置清单,备手消毒剂
2. 包装前评估	1. 评估器械经过清洗、消毒后评估器械的清洗质量,包括清洁度、完整性、功能状态,均合格后方可包装 2. 评估包装材料的规格尺寸是否适宜,有无污渍、破损等情况,是否与标识信息一致 3. 评估封包胶带、包内化学指示卡的有效期 4. 评估外来医疗器械专用盛装容器或器械托盘的清洁度、功能状态 5. 评估包装标识的清洁度、完整性 6. 评估器械配置清单与器械是否匹配,字迹清晰
3. 装配	1. 根据器械配置清单核对清点器械名称、数量、规格 2. 应选用与器械配套的专用盛装容器,按照分层托盘的卡槽方位摆放器械,要求器械形状、大小与卡槽相匹配 3. 器械配置清单与器械匹配,在清单的签名栏内签全名,并放于器械的中心位置
4. 包装	1. 根据外来器械的数量与重量选择合适的纺织材料 2. 外来器械按摆放要求放置于专用盛装容器内或器械篮框内 3. 采用闭合式包装方法,则将器械放于纺织材料的中心位置,放置包内化学指示卡。采用两层包装材料两次包装,选择信封式或方形包法。要求包装松紧适宜,大小规格和重量不得超过标准要求 4. 封包使用专用封包胶带,严禁用别针、绳子封包。封包方式采用两条平行、井字形或十字形 5. 包装应在独立的敷料包装间操作 6. 所有操作均符合 WS 310.2—2016 相关规定
5. 标识	1. 检查核对包装标识,内容包括名称、包装者、灭菌日期、有效期、灭菌器编号、灭菌批次 2. 植入物须有醒目标识,起到警示作用 3. 在器械包醒目部位粘贴包装标识

表 5-6 消毒物品（氧气湿化瓶）自封袋包装操作

操作步骤	操作要求及质量标准
1. 操作前准备	1. 着装符合包装区工作要求。清洁工作服、工作鞋、戴圆帽(须遮盖全部头发)等,做好手卫生 2. 自封袋、包装标识,备手消毒剂
2. 包装前评估	1. 评估消毒物品(氧气湿化瓶)经过清洗、消毒后评估器械的清洗质量,包括清洁度、干燥度、完整性及功能状态,均合格后方可包装 2. 检查自封袋的规格、尺寸是否适宜,有无污渍、破损等情况 3. 检查包装标识的清洁度、完整性
3. 装配	根据包装标识注明的物品名称、数量、规格、装配
4. 包装	物品放入自封袋后,将袋口处两侧的凹扣和凸扣对准贴合,并施加一定的力使得两者相互扣合(图 5-52)
5. 标识	1. 检查核对包装标识,内容包括:名称、包装者、灭菌日期、有效期、灭菌器编号、灭菌批次 2. 植入物须有醒目标识,起到警示作用 3. 在器械包醒目部位粘贴包装标识

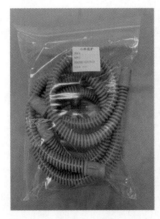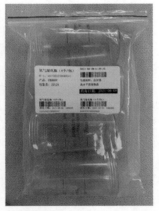

图 5-52 自封袋包装

第六章

灭菌技术

学习目的

1. 熟悉各类灭菌设备适用范围。

2. 掌握灭菌方法的质量监测及标准。

3. 掌握压力蒸汽灭菌的操作方法及技能。

4. 熟悉环氧乙烷灭菌、过氧化氢低温等离子体灭菌、低温蒸汽甲醛灭菌的操作方法及技能。

5. 了解干热灭菌的操作方法及技能。

学习要点

本章主要介绍 CSSD 灭菌设备及其适用范围和操作方法。分别对压力蒸汽灭菌、干热灭菌、环氧乙烷灭菌、过氧化氢低温等离子体灭菌、低温蒸汽甲醛灭菌的灭菌前准备、灭菌物品装载、灭菌过程监测、灭菌物品卸载及注意事项进行阐述。

第一节 灭菌的概念

灭菌是指用化学或物理的方法杀灭或清除一切活的微生物（包括细菌芽孢）的过程。对最终灭菌产品而言，一个可靠并经过验证的灭菌程序应确保灭菌后产品中污染物的概率不得高于百万分之一。"无菌"一词本身是一个绝对概念，但它又是相对的，因为一个产品是否"无菌"取决于其中存在活性微生物的概率。因此，活性微生物存在的概率可用来定义无菌保证的标准，称之为灭菌保证水平（SAL），SAL 通常表示为 10^{-6}。即对 100 万件物品进行灭菌处理，灭菌后最多只允许有 1 件灭菌物品存在活的微生物。

医院 CSSD 主要灭菌方式有压力蒸汽灭菌、干热灭菌和低温灭菌。耐湿、耐热的器械、器具和物品应首选压力蒸汽灭菌。不耐湿、不耐热的物品宜采用低温灭菌方法，如环氧乙烷灭菌、过氧化氢低温等离子体灭菌或低温蒸汽甲醛灭菌。耐热的油剂类和干粉类应采用干热灭菌。手术器械不应使用化学灭菌剂浸泡灭菌的方法。管腔器械不应使用下排气压力蒸汽灭菌。

在各种灭菌器的使用中，掌握设备灭菌周期（循环）的特点十分重要。脉动预真空压力蒸汽灭菌器常规灭菌周期包括预排气、灭菌、后排汽和干燥等过程。灭菌设定温度 132 ℃ 或 134 ℃，最短灭菌时间 4min，压力（相对压力）参考范围分别是 184.4 ～ 210.7kPa、201.7 ～ 229.3kPa。快速压力蒸汽灭菌程序不应作为物品的常规灭菌程序，仅在紧急情况下使用，使用方法应遵循 WS/T 367 的要求。压力蒸汽灭菌的蒸汽和水的质量要符合 WS 310.1 附录 B 的要求。各类低温灭菌器的灭菌程序也是各不相同，其中过氧化氢低温等离子体灭菌，程序种类为最多；同类低温灭菌器不同生产厂家、不同型号其灭菌程序，灭菌剂浓度均可能有所不同。每种灭菌器对装载方式、装载量都有严格的要求，需要认真阅读设备使用说明书。

第二节 灭菌方法及适用范围

一、压力蒸汽灭菌

（一）脉动预真空压力蒸汽灭菌

脉动预真空压力蒸汽灭菌是将饱和蒸汽作为灭菌介质，通过真空泵将空气强行排除，经数次的抽真空（脉冲）排出空气与注入饱和蒸汽交替进行来实现。每次脉冲可排出灭菌器腔内 90% 的冷空气，经过三次脉冲，99.9% 的冷空气被抽出，使灭菌器腔内冷空气排出比较彻底，然后注入饱和蒸汽，进入加热阶段，如在此阶段增加正压脉冲，有利于解决蒸汽渗透的及时性和均匀性，蒸汽可迅速穿透被灭菌的物品并达到灭菌温度，但灭菌周期时间会延长。

由于脉动预真空压力蒸汽灭菌器冷空气排出比较彻底，蒸汽穿透迅速，具有灭菌快速、彻底的优点，是目前医院 CSSD 主要使用的灭菌设备。脉动预真空压力蒸汽灭菌器适用于耐湿、耐热的器械、器具和物品的灭菌，是 CSSD 首选的灭菌设备。

（二）下排气式压力蒸汽灭菌

下排气式压力蒸汽灭菌是利用热蒸汽重力置换冷空气的原理以及蒸汽释放的潜伏热使物品达到灭菌效果。蒸汽从灭菌器上部通入，使灭菌器腔体上部首先充满蒸汽，随着蒸汽的不断进入，冷空气被挤压至下部，从下方排气口排除。由于下排气灭菌器腔体上部物品首先加热，因此，腔体内上部、中部和下部容易出现温度不均匀的现象，从而导致灭菌可能失败。虽然下排气式压力蒸汽灭菌适用于耐湿、耐热的器械、器具和物品的灭菌，由于受其作用原理的限制，在行业标准 WS 310.2 中明确规定，下排气式压力蒸汽灭菌器不能用于管腔器械灭菌。在医院 CSSD 下排气式压力蒸汽灭菌器已逐渐被脉动预真空压力蒸汽灭菌器所替代。

二、干热灭菌

干热灭菌是通过高温氧化作用致使微生物死亡，并能够灭活热源。由于干热达到杀灭微生物所需要的温度较高，可能对大部分医疗器械物品造成损坏，所以干热灭菌只适用于高温下不损坏、不变质、不蒸发的物品灭菌，如金属、玻璃、陶瓷、油脂、粉剂等物品的灭菌。不适用于纤维织物、塑料制品等灭菌。干热灭菌的温度和维持时间应根据灭菌的物品来确定。

三、低温灭菌

（一）环氧乙烷灭菌

环氧乙烷（EO）气体通过对微生物的蛋白质、DNA 和 RNA 产生特异性的烷基化作用，使微生物（包括细菌芽孢）失去新陈代谢所需的基本反应基，从而对微生物进行杀灭。由于环氧乙烷气体具有穿透性强，对灭菌物品损害小，可低温下灭菌，已广泛用于不耐湿、不耐热的器械、器具和物品的灭菌，如电子仪器、光学仪器、管腔器械等。但由于环氧乙烷的理化特性，灭菌后需要排放通风时间较长，这在一定程度上也限制了它的使用。

（二）过氧化氢低温等离子体灭菌

过氧化氢低温等离子体灭菌属于低温灭菌技术，等离子体是某些气体在电磁场作用下，形成气体放电而产生。过氧化氢低温等离子体灭菌装置，首先是过氧化氢液体经过弥散形成气体状态后对物品进行第一阶段灭菌，然后再通过产生的等离子体进行第二阶段灭菌。过氧化氢低温等离子体灭菌可用于金属和非金属器械的灭菌，包括内镜、某些陶瓷和玻璃制品及其他不耐湿、不耐热器材的处理，因受其穿透力的限制，对被灭菌器械管腔的内径及长度有一定要求，且需要用特定的包装材料，具体方法和适用范围应遵循设备厂商说明书及器械说明书。

（三）低温蒸汽甲醛灭菌

甲醛灭菌作用原理是甲醛分子中的醛基与微生物蛋白质和核酸分子中的氨基、羧基、羟基、巯基等发生反应，生成次甲基衍生物，从而破坏生物分子的活性，致使微生物死亡。低温蒸汽甲醛灭菌适用于不耐热、不耐湿的诊疗器械、器具和物品的灭菌，如电子仪器、光学仪器、管腔器械、金属器械、玻璃器皿及合成材料等的灭菌，具体方法和适用范围应遵循设备厂商说明书及器械说明书，特别是一些特殊精密贵重器械的灭菌。

第三节　灭菌设备的操作

灭菌设备的操作是器械、器具和物品灭菌非常重要的环节。灭菌质量受多种因素影响，如灭菌设备的性能、灭菌方法的选择、灭菌员的操作等，所以在灭菌过程中，灭菌员需严格执行灭菌操作规程和进行全面的灭菌过程质量监测和质量追溯，以保证灭菌成功。

各类灭菌设备的灭菌原理和技术要求虽然不同，但设备使用中有共性的操作规程和规则，包括设备运行前的准备、灭菌物品的装载、灭菌过程的监测、无菌物品的卸载、灭菌效果的监测及灭菌注意事项等。

一、脉动预真空压力蒸汽灭菌器

脉动预真空压力蒸汽灭菌器（图 6-1）是 CSSD 主要的灭菌设备。根据灭菌器的容积大小分为大型压力蒸汽灭菌器及小型压力蒸汽灭菌器。灭菌器的具体操作方法以脉动预真空压力蒸汽灭菌器为例进行详尽说明：

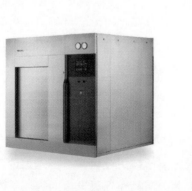
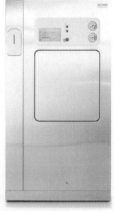

图 6-1　脉动预真空压力蒸汽灭菌器

（一）灭菌前准备

1. **人员准备** 按检查包装及灭菌区着装要求着装，做好手卫生。

2. **用物准备**

（1）B-D 测试包、压力蒸汽灭菌化学测试包或化学 PCD（process challenge device）、压力蒸汽灭菌生物监测包或生物 PCD。

（2）灭菌设备运行参数信息追溯系统、扫描枪、灭菌循环周期监测记录。

（3）灭菌篮筐、灭菌层架、灭菌装载车、灭菌卸载车、物品转运车等。

（4）灭菌器专用清洁工具。

3. **灭菌前检查**

（1）灭菌器工作介质的检查：包括电压、水压、蒸汽压力、压缩空气压力。

1）供电的检查：打开总电源开关后，检查灭菌器通电情况，确认灭菌器控制屏及相关指示灯是否正常显示。

2）供水的检查：水是压力蒸汽灭菌器工作的基本条件。一般压力蒸汽灭菌器运行所需要的水有两种，蒸汽用水和冷却用水。如为外接蒸汽灭菌只需检查冷却用水。确认水压表的压力为 300～600kPa（压力不能低于 250kPa）。当压力低于 250kPa 时，对真空泵的性能有较大的影响。如自带蒸汽发生器的脉动预真空压力蒸汽灭菌器，还需检查蒸汽用水水箱的水位，是否达到相应水位线。

3）供蒸汽的检查：检查时注意观察减压前与减压后的压力。参考值如下：减压前（锅炉房供给）压力 450～800kPa。减压后（灭菌器需要）压力 250～300kPa（要遵循设备厂商说明书）。

4）供压缩空气的检查：压缩空气主要用于灭菌器气动阀的工作控制及灭菌器门的升降（机械门除外）。开启压缩空气开关，检查压力表的压力为 600～800kPa。如果使用压缩空气机，需要检查油位表。

（2）压力表的检查：开启灭菌器电源后，观察面板压力表要达到以下要求：灭菌器运行前压力表指针为"0"；表盘玻璃无破裂；表盘刻度清楚（1m 的距离都能看清楚）；指针无松动或断裂。

（3）柜门密封圈的检查：轻压柜门密封圈时，与门封槽紧密接触，属正常，如果有松动代表已老化需更换；密封圈清洁、平整，略高于压条；柜门密封圈接口处无断裂、无裂缝、无裂纹。

（4）打印装置的检查：灭菌器运行前要检查打印纸是否足够，如不足时应及时补充。笔（色带）颜色是否清晰，如达不到要求应及时更换。打印纸平整无褶皱，保持打印功能处于正常状态。

（5）检查灭菌器柜内的清洁状况，尤其是冷凝水排出口不能有物品堵塞。

（6）根据灭菌器设备需要进行预热。

4. **B-D 测试** 灭菌前检查符合要求后，开始 B-D 测试。具体方法为：

（1）选择 B-D 测试程序。如灭菌器有自带预热程序，则可直接运行程序。BD 测试标准要求 134℃，灭菌时间 ≤ 3.5min 钟，此程序如果保证 1min 内 BD 测试合格，说明穿透性更强。BD 测试程序必须和正常灭菌程序保持一致，除了在灭菌时间和干燥时间上可以有差别。

（2）将 B-D 测试包放置于灭菌器柜室内水平面的几何中心，离灭菌器柜室底面高度 10～20cm；对只能装载一个灭菌单元的灭菌器，B-D 测试包放置于灭菌器柜室底面。美国标准要求符合 ISO 11140-5，标准测试包 4kg，检测空气排除效果，欧洲标准要求符合 ISO 11140-4，标准测试包 7kg。B-D 测试不仅检测空气排除效果，还要检测蒸汽穿透效果。

（3）在空载的情况下，运行并完成 B-D 测试程序。

（4）B-D 测试结果判断：B-D 测试纸变色均匀一致，说明 B-D 测试合格，灭菌器可以使用；B-D 测试纸变色不均匀为不合格。当 B-D 测试不合格时，要分析原因并停用灭菌器和检修，直至合格。

以上项目由灭菌员进行操作，质控员复核，并记录、签名。

（二）灭菌物品装载

灭菌物品的材质、体积、重量、装载方法以及装载量，对压力蒸汽灭菌的穿透性和均匀性都有影响，直接影响最终的灭菌质量。因此，灭菌员要对灭菌物品的材质、待灭菌包的体积、包装材料及不同材质器械物品是否混合装载等进行评估，综合考虑后进行灭菌包的装载。

1. 检查待灭菌包的包装闭合完好性。

2. 同类材质的器械、器具和物品，应尽可能地置于同一批次灭菌。

3. 如果是混合装载，则纺织类物品应放置于上层；金属类器械放置于下层；以最难灭菌物品需要的灭菌条件，选择灭菌周期。外来医疗器械及硬质容器包装的灭菌包，不宜选择与纺织类物品混载灭菌。

4. 灭菌装载可选择篮筐装载（图 6-2）和层架装载（图 6-3）方式。装载时要确保包与包之间、灭菌筐之间、灭菌架各层之间、灭菌架与灭菌柜室内壁之间有一定空隙，以确保"通透性"，利于冷空气排出和蒸汽进入（图 6-4）。

5. 器械包、硬质容器应平放（图 6-5）；盆、盘、碗类物品应斜放，包内容器开口朝向一致；玻璃瓶等底部无孔的器皿类物品应倒立或侧放（图 6-6）；敷料包竖放（图 6-7）；纸袋、纸塑包装应侧放（图 6-8）。

6. **灭菌包体积** 下排气压力蒸汽灭菌应 ≤ 30cm×30cm×25cm；脉动预真空压力蒸汽灭

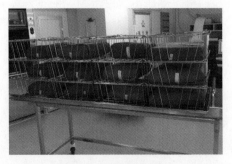

图 6-2　篮筐装载方式

菌应≤30cm×30cm×50cm。

7. 检查包装标识的字迹是否清楚，项目填写是否齐全。

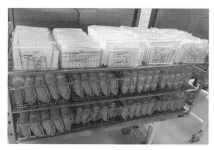

图 6-3　层架装载方式

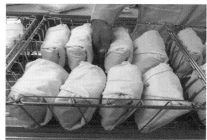

图 6-4　包与包之间留有间隙

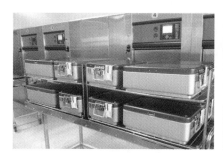

图 6-5　硬质容器装载

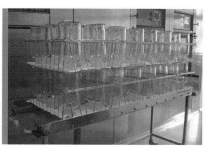

图 6-6　玻璃瓶装载

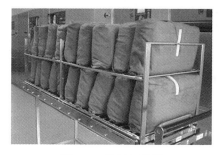

图 6-7　敷料包装载

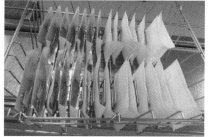

图 6-8　纸塑包装物品装载

（三）灭菌过程质量

灭菌过程质量包括三方面内容：灭菌程序的选择、灭菌过程观察、灭菌监测结果判断与记录。

1. 选择灭菌程序应遵循的原则

（1）灭菌设备生产厂商提供的设备说明书中有关灭菌程序的描述和要求见表 6-1。

（2）器械生产厂商提供的产品说明书推荐的灭菌参数要求。

（3）根据不同灭菌负载的种类和重量选择。

表 6-1 CSSD 常用灭菌程序表

灭菌程序	应用范围	灭菌时间	建议干燥时间
器械 132 ~ 134℃	实心的金属器具； 硬质容器包装金属器械； 耐高温的玻璃器皿； 中大型金属器械包裹	>4min	15 ~ 20min
织物（敷料） 132 ~ 134℃	纺织品（耐高温、高湿）； 手术敷料； 衣物、床单等敷料包	>4min	10min
橡胶 121℃	橡胶类或含橡胶物品	20min	6 ~ 10min
超大超重器械 132 ~ 134℃	超过规定体积和重量的器械包（如 骨科器械包）	厂家设计及验证	30min，或增加干燥阶段 脉动次数
特殊物品 132 ~ 134℃	用于朊病毒污染器械，消毒、清洗后 的灭菌处理	18min	参照以上几种灭菌程序 的干燥时间

注：须依据 WS 310.2，并遵循灭菌器和器械生产厂商的说明书。

2. 灭菌过程的观察与记录

（1）观察灭菌程序各阶段参数（图 6-9）。

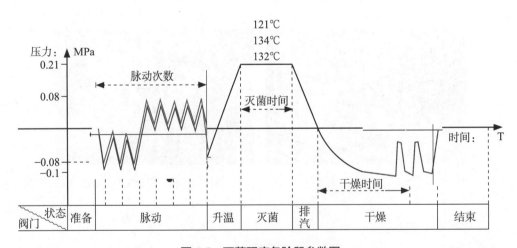

图 6-9 灭菌程序各阶段参数图

1）预真空阶段：通过真空泵机械作用抽出灭菌器腔体内的空气，并对物品进行加湿，此阶段应重点观察压力的变化及所需时间是否与设计参数一致。

2）升温阶段：观察温度上升状态，最终达到灭菌所需温度，在升温过程中，夹套温度均高于腔内温度。

3）灭菌阶段：此阶段是灭菌过程最重要阶段，要认真观察设备控制屏、仪表的数据是否正常。

4）排气阶段：灭菌阶段完成，停止注入蒸汽，并排除腔体内蒸汽和冷凝水，温度和压力持续下降。

5）干燥阶段：进入此阶段后，灭菌员要注意压力值的变化，是否符合设备设计的要求。

6）压力平衡阶段：此阶段注入经空气过滤器过滤的洁净空气，使灭菌器腔体内压力上升至大气压的状态，此时压力表指示为"0"时，可打开灭菌器卸载门。

（2）灭菌数据记录

1）灭菌员要记录灭菌日期、灭菌器编号、批次号、灭菌程序的类型、灭菌周期运行起止时间、灭菌阶段的起止时间等关键运行参数，关注重要阶段临界点的温度、压力、时间的变化是否符合灭菌周期要求。

2）灭菌参数记录资料需保存3年以上。

（3）灭菌监测结果判断：当灭菌周期结束时，灭菌员的首要任务就是对灭菌过程及灭菌监测的结果进行判断，以决定灭菌物品是否可以放行。

1）物理监测结果判断

①灭菌阶段：认真核查灭菌阶段的温度、时间与压力，此阶段的参数是衡量灭菌效果的重要指标。即灭菌时间 >4min，灭菌温度 132～134℃，132℃时相对应的压力在184.4～210.7kPa，134℃时相对应的压力在 201.7.4～229.3kPa。双人复核并签名确认。

②预真空阶段和干燥阶段：认真核查预真空阶段和干燥阶段的时间与压力。此阶段参数提示真空泵运行性能是否达到要求，预真空时间延长，要查找原因。

2）化学监测结果判断

①包外化学监测结果判断：包外化学指示物其化学染色部分或变色条变成标准色，说明灭菌包已经暴露于压力蒸汽灭菌过程，以区分灭菌和未灭菌的物品。

②包内化学监测结果判断：化学 PCD 监测包内的指示卡上的染料条达到 ACCEPT 区（绿色区域）或爬过白、绿交界线为灭菌包化学监测合格。

3）生物监测结果判断：使用芽孢片生物指示物的测试包，灭菌结束后将测试包送至检验科培养，由检验科出具检测报告；使用自含式生物指示物的测试包，灭菌结束后由CSSD 专职（岗）人员取出生物指示物测试管，使用生物阅读器按操作规程进行培养，判断培养结果。

灭菌质量监测应符合 WS310.3 有关压力蒸汽灭菌质量监测和追溯的要求。以上三大监测的具体要求详见第八章第三节。

（四）灭菌后卸载

灭菌周期结束时，灭菌器发出蜂鸣声或开门的绿色指示灯亮起，这时灭菌员就可以按灭菌器厂商的操作指引准备物品的卸载。

1. **卸载操作步骤及要求**

（1）卸载无菌物品前做好手卫生并戴防烫手套。接触无菌物品前使用快速手消毒剂消毒双手。

（2）灭菌器卸载区侧柜门开启后，将灭菌卸载车与灭菌器腔体对接，确认完全对接后，缓慢移出灭菌层架或灭菌篮筐，防止灭菌物品掉落。

（3）取出化学 PCD 后，与质检人员双人核对化学监测（PCD）结果和灭菌过程物理监测参数的打印记录，合格后方可卸载无菌物品。

（4）冷却要求：卸载后无菌物品应放在指定区域冷却，该区域的设置应避开空调出风口下面、相对湿度 <70% 的环境；在规定区域内冷却时间不少于 30min，并有冷却时间标识。建议使用开放式的标准灭菌篮筐，放在指定的开放式储存架上冷却，以避免人为因素造成湿包。

（5）无菌物品充分冷却后，检查确认有无可见湿包、包外化学指示物变色情况、无菌包是否清洁、完整、无松散，包装标识是否完整、清晰、正确、无松脱，合格后方可上架分类存放。上架分类存放时，注意按标识放置，并按灭菌日期先后顺序排列。

2. **卸载时发生无菌物品不合格情况的处理指引**

（1）湿包的处理：发现湿包不得储存发放，报告质检员或护士长，若专科器械包出现湿包，及时通知相关科室并做好应对措施。同时查看湿包情况，准确填写"湿包记录表"并将湿包退回检查、包装及灭菌区重新处理；按湿包管理制度从包装、装载、卸载、灭菌设备、蒸汽质量等方面进行排查、分析，找到湿包原因并加以改进。

（2）无菌包的包装松散、开裂或闭合不全的处理：该无菌包不得发放或储存，退回重新包装处理。

（3）无菌包掉落地上或误放不洁处的处理：该无菌包应视为被污染，不得发放或储存并退回重新包装处理。

（4）物理监测参数不合格、化学 PCD 监测结果不合格的处理：该批次灭菌包均不得发放或储存，报告质检员或护士长并退回重新包装处理。

（五）注意事项

1. 灭菌员一定要持证上岗，符合安全操作原则。

2. 灭菌器运行期间，灭菌员不得离岗。

3. 灭菌物品装载符合要求，避免超载，防止灭菌失败。

4. 自带蒸汽发生器的脉动预真空压力蒸汽灭菌器每日工作完毕，待夹层温度和压力降至安全范围后，排出蒸汽发生器中的剩余存水。

5. 自带蒸汽发生器的脉动预真空压力蒸汽灭菌器每季度要对水位探针及水位计浮筒进行清洗，清除探针及水位浮筒表面的泥沙及水垢。

（六）操作方法（表 6-2）

表 6-2 脉动预真空压力蒸汽灭菌器操作

操作步骤	操作要求及质量标准
1. 操作前准备	1. 着装符合包装区工作要求。清洁工作服、工作鞋、戴圆帽(须遮盖全部头发)等,做好手卫生 2. B-D 测试包、压力蒸汽灭菌化学测试包、压力蒸汽灭菌生物监测包、灭菌用物(灭菌篮筐或灭菌层架、灭菌装载车、灭菌卸载车)、灭菌循环监测记录本、灭菌器专用清洁工具,备手消毒剂
2. 灭菌前评估	1. 评估待灭菌包及包装标识的清洁度、完好性 2. 评估 B-D 测试包、压力蒸汽灭菌化学测试包、压力蒸汽灭菌生物监测包备齐并在有效期内 3. 评估灭菌用物(灭菌篮筐或灭菌层架、灭菌装载车、灭菌卸载车)清洁及功能完好,处于备用状态 4. 评估灭菌循环监测记录本、灭菌器专用清洁工具配备充足 5. 评估灭菌器清洁及功能完好,处于备用状态
3. 灭菌器运行前检查	1. 水源、电源、蒸汽、压缩空气的开关或阀门及各压力表 ①水源、电源、蒸汽、压缩空气的开关开启,查看灭菌器显示屏是否正常 ②查看各压力表的仪表盘是否完整、有无破裂,刻度是否清晰,指针有无松动或断裂,及数值显示符合设备运行要求 2. 疏水阀 ①疏水阀应处于开启状态,开关与管道平行为开,垂直为关,缓慢完全开启蒸汽开关,可见到有冷凝水排出 ②疏水阀末端排出的是蒸汽、已无冷凝水 3. 柜门密封性 ①柜门密封圈应清洁、平整,无断裂、裂缝和裂纹,用手指按压密封圈时,有一定的弹性,与门封接口处衔接紧密,如有松动,表示已老化,需要更换 ②门封接口处应清洁无异物,有及时去除 4. 打印装置 ①打印机开关置于"ON"位置 ②打印纸装放正确、数量足够 ③检查前一天最后一次的打印记录字迹是否清晰,若字迹不清晰,则要更换打印色带 ④灭菌循环过程中打印机使用正常,打印完整、清晰
4. 灭菌器清洁	1. 用擦布湿式清洁灭菌器表面、腔体、门密封圈及其接口处、排气口及过滤网。擦布以不滴水为宜 2. 按开门键,打开灭菌器柜门,检查排气口过滤网有无异物,如有及时去除,取出时以防杂物掉入腔底排气口
5. B-D 测试运行	1. 预热完成后,打开水源开关,检查水压是否符合要求 2. 按开门键打开灭菌器装载侧柜门,将 B-D 测试包放入灭菌篮筐层架后,将灭菌篮筐放在灭菌器腔内排气口上方,按关门键,待指示灯亮后按开始键 3. 灭菌周期完成后,按开门键打开灭菌器卸载区侧柜门,将 B-D 测试包取出。确认 B-D 测试合格后,即可进行后续的灭菌工作

续表

操作步骤	操作要求及质量标准
6. 待灭菌物品装载	1. 同类材质的器械、器具和物品,置于同一批次灭菌 2. 如混合装载,则纺织类物品应放置于上层,金属类器械放置于下层 3. 外来医疗器械及硬质容器包装的灭菌包,不宜选择与纺织类物品混合灭菌 4. 灭菌装载时要确保包与包之间、灭菌架各层之间、灭菌架与灭菌柜室内壁之间有一定空隙,利于冷空气排出和蒸汽进入 5. 器械包、硬质容器应平放;盆、盘、碗类物品应斜放,包内容器开口朝向一致;玻璃瓶等底部无孔的器皿类物品应倒立或侧放;敷料包竖放;纸袋、纸塑包装应侧放
7. 灭菌程序选择及灭菌循环启动	1. 将装载好的待灭菌包推入灭菌器腔内 2. 正确选择灭菌程序。根据被灭菌的物品选择合适的灭菌程序,按下关门键,待指示灯亮后,按下开始键,进入灭菌程序。不同种类的物件混合装载灭菌时,以最难灭菌的包裹所需时间、温度为准
8. 灭菌循环过程观察	1. 灭菌过程中,灭菌员不能离岗 2. 灭菌过程中,观察各种仪表数据是否在正常范围,指示灯显示是否正常 3. 通过屏幕观察灭菌循环状态,注意有无显示故障代码,如有及时正确处理
9. 灭菌循环结束,无菌物品卸载	1. 灭菌程序完成后灭菌器卸载区侧柜门自动打开,用灭菌卸载车将灭菌物品移出灭菌器 2. 按关门键,关闭灭菌器卸载区侧柜门 3. 卸载后的无菌物品应冷却至少30min,严禁停放在空调出风口下面,以免产生湿包
10. 灭菌监测结果判断	1. 查看灭菌循环过程实时打印记录是否与选择的灭菌程序相符 2. 查看化学监测结果是否合格 3. 查看是否有湿包,如有要进行记录,并将湿包退回重新清洗消毒包装处理 4. 灭菌过程实时打印记录、化学监测结果合格,无菌物品才可储存或发放
11. 灭菌循环结束后处理	当日灭菌工作结束后,关闭灭菌器水、电、蒸汽开关或阀门

二、小型压力蒸汽灭菌器

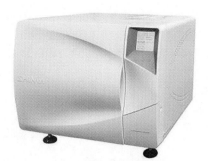

MOST-D 23 升

图 6-10　小型压力蒸汽灭菌器

小型压力蒸汽灭菌器(图 6-10)是指由电加热产生蒸汽,灭菌器柜室容积不超过 60L,不能装载一个灭菌单元(300mm×300mm×600mm)的灭菌器。它大部分结构和大型压力蒸汽灭菌器相同,目前 CSSD 使用小型压力蒸汽灭菌器主要用于急用器械及口腔器械的灭菌。

根据《小型蒸汽灭菌器　自动控制型》(YY/T 0646—2015),小型压力蒸汽灭菌器按特定灭菌负载范围和灭菌周期,可分为 B、N、S 三种周期类型(表 6-3)。

表6-3　小型压力蒸汽灭菌器型号及使用说明

类型	预期使用的说明
B	至少包括用于有包装的和无包装的实心负载、A类空腔负载和标准中要求作为检测用的多孔渗透性负载的灭菌周期
N	只用于无包装的实心负载的灭菌周期
S	用于制造商规定的特殊灭菌物品,包括无包装实心负载和至少以下一种情况:多孔渗透性物品、小量多孔渗透性混合物、A类空腔负载、B类空腔负载、单层包装物品和多层包装物品的灭菌周期

B类灭菌周期（图6-11）：具有多次脉动真空的程序周期。主要特点为设定有预真空阶段和干燥阶段。多次脉动真空可有效将管腔内、多孔渗透性物品的冷空气排除，物品灭菌后进入干燥阶段。灭菌周期时间与大型压力蒸汽灭菌器相近。

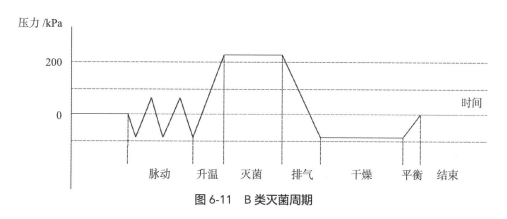

图6-11　B类灭菌周期

N类灭菌周期（图6-12）：主要特点是无预真空和干燥阶段，以缩短灭菌周期时间。该类灭菌周期对冷空气进行重力置换后，升温升压直接灭菌。灭菌后排汽，达到压力平衡后结束。

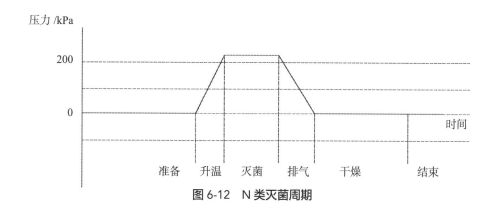

图6-12　N类灭菌周期

S 类灭菌周期（图 6-13）：主要特点是通过特定的冷空气排除方式，实现对无包装实心负载和设备生产厂家规定的特殊物品的灭菌。该灭菌程序周期的特定方式，可为多次正压脉动，或一次负压多次正压脉动，或通过特定工艺对特殊管腔进行灭菌。

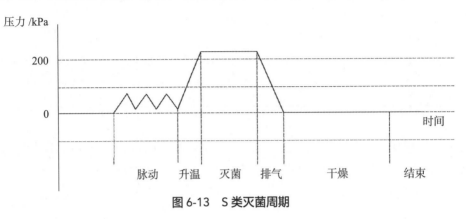

图 6-13　S 类灭菌周期

（一）灭菌前准备

1. 人员准备　按检查包装及灭菌区着装要求着装，做好手卫生。

2. 用物准备

（1）压力蒸汽灭菌化学测试卡或包、压力蒸汽灭菌生物指示剂。

（2）灭菌设备运行参数信息追溯系统、扫描枪、灭菌循环周期监测记录。

（3）灭菌器专用清洁工具。

3. 灭菌前检查

（1）检查电源等运行条件是否符合设备设计要求。

（2）检查灭菌器的压力表，柜门密封圈是否平整无损坏、柜门锁扣灵活，安全有效。

（3）检查灭菌器腔内冷凝水排出是否通畅、柜壁、灭菌托盘内是否清洁。

（4）检查水箱是否有足够的纯化的水。

（5）检查打印装置是否正常，打印纸是否足量。

（二）灭菌物品装载

灭菌物品装载需使用小型压力蒸汽灭菌器配置的灭菌托盘、支架或卡式盒装载，其装载原则与大型蒸汽压力灭菌器要求一致。B、N、S 三种周期类型的小型压力蒸汽灭菌器装载：

1. 使用专用托盘架，灭菌包之间要有间隙，不能堆叠。

2. 灭菌物品应合理装载，物品装载不能触及柜门和腔体内壁。

3. 遵循灭菌器说明书对单个灭菌物品的最大重量及每个托盘或每层能承载的最大装载总重量，装载时不能超过灭菌器设置的上限。

4. 纸塑包装的器械应使用支架使其分隔放置（图 6-14）。

5. 无包装灭菌时，平放器械于专用托盘或卡式盒（图 6-15）。

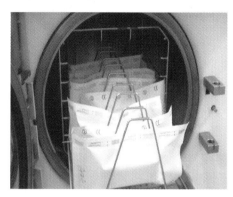
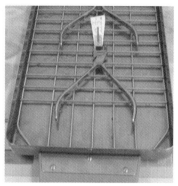

图 6-14　有包装灭菌装载　　　图 6-15　无包装灭菌装载

（三）灭菌过程质量

小型压力蒸汽灭菌器因为操作简单、使用方便，容易忽略灭菌运行过程的观察。作为灭菌员应谨记，小型压力蒸汽灭菌器与大型压力蒸汽灭菌器一样，应实时观察灭菌循环各阶段的物理参数及灭菌器运行情况。

灭菌过程质量包括三方面内容：灭菌程序的选择、灭菌过程观察、灭菌监测结果判断与记录。

1. 选择灭菌程序应遵循的原则

（1）灭菌设备生产厂商提供的设备说明书中有关灭菌程序的描述和要求，见表 6-4。

（2）器械生产厂商提供的产品说明书推荐的灭菌参数要求。

（3）根据不同灭菌负载的种类和重量选择。

表 6-4　×× 牌 B 型小型压力蒸汽灭菌器灭菌程序

程序	包装	适合	灭菌温度 /℃	程序时间 /min	干燥时间 /min
通用程序	单层和多重包装	混合装载；长体中空体器械	134	30	20
快速程序 S	无包装	简单的实心器械；传动器械；简单的中空器械	134	15	5
快速程序 B	单层和无包装	长体中空体器械	134	26	10
保护程序	单层和多重包装	织物、不耐热物品（如塑料、橡胶），混合装载	121	40	20
蛋白质灭菌程序	单层和多重包装	怀疑器械被朊毒体感染	134	45	20

2. **灭菌过程的观察与记录**

（1）观察灭菌程序各阶段参数：根据使用的小型压力蒸汽灭菌器的类型，观察每个灭菌周期临界点各数值的变化是否符合灭菌周期要求。

（2）灭菌数据记录

1）灭菌员要记录灭菌日期、灭菌器编号、批次号、灭菌运行起止时间、灭菌周期的类型、灭菌阶段的起止时间等关键运行参数，关注重要阶段临界点的温度、压力、时间的变化。

2）灭菌参数记录资料需保存 3 年以上。

（3）灭菌监测结果判断：当灭菌周期结束时，灭菌员的首要任务就是对灭菌过程及灭菌监测的结果进行判断，以决定灭菌物品是否可以放行。

1）物理监测结果判断：认真核查灭菌阶段的温度、时间与压力是否符合灭菌周期要求。双人复核并签名确认。

2）化学监测结果判断：有包装负载，检查包外化学指示物其化学染色部分或变色条变成标准色，说明灭菌包已经暴露于压力蒸汽灭菌过程。包内的化学指示卡其化学染色部分或变色条变成标准色或染料条爬过白、绿交界线为灭菌包化学监测合格。

无包装负载，直接观察裸露的第五类化学指示物染料是否爬过白、绿交界处，爬过白、绿交界线为灭菌包化学监测合格。

3）生物监测结果判断：使用芽孢片生物指示物的测试包，灭菌结束后将测试包送至检验科培养，由检验科出具检测报告；使用自含式生物指示物的测试包，灭菌结束后由 CSSD 专职（岗）人员取出生物指示物测试管，使用生物阅读器按操作规程进行培养，判断培养结果。

灭菌质量监测应符合 WS 310.3 有关压力蒸汽灭菌质量监测和追溯的要求。以上三大监测的具体要求详见本书相关章节。

（四）灭菌后卸载

1. 查看物理监测及化学监测是否符合要求，符合要求进行卸载，不符合要求需重新清洗消毒包装处理。

2. 做好手卫生并戴好防烫手套。

3. 检查有无湿包及包装完整性。

4. 物品未充分冷却之前不能直接放入不透气的密实容器、橱柜及不能用塑料薄膜防尘罩等覆盖。

（五）注意事项

1. 使用推荐的托盘及装载方式，不得超过灭菌器设计的负载量。

2. 应根据待灭菌物品选择相应的灭菌周期。

3. 无包装的裸露器械应放进推荐的专用托盘或卡式盒。裸露器械灭菌后应无菌卸载及无菌运输，做到尽快使用，不应储存，无有效期。

4. N类灭菌周期只用于无包装实心负载的"应急"灭菌，不应作为常规灭菌。

5. S类灭菌周期只用于制造商规定的特殊物品的灭菌。

6. 定期对水箱进行清洁，更换水箱内的水。

三、环氧乙烷灭菌器

环氧乙烷灭菌器（图6-16）是使用环氧乙烷气体作为灭菌介质对物品进行灭菌。目前环氧乙烷灭菌均使用100%纯环氧乙烷气体，由于其穿透力强，对灭菌物品损害小，可低温状态下灭菌等特点，已广泛用于不耐热不耐湿物品的灭菌。环氧乙烷灭菌温度有37℃和55℃，可根据待灭菌物品的材质进行选择。

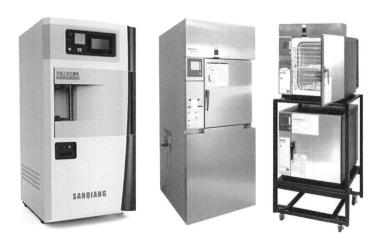

图6-16 环氧乙烷灭菌器

（一）灭菌前准备

1. **人员准备** 按检查包装及灭菌区着装要求着装，做好手卫生。

2. **用物准备**

（1）环氧乙烷生物测试包、环氧乙烷气体罐。

（2）灭菌设备运行参数信息追溯系统、扫描枪、灭菌循环监测记录。

（3）灭菌器专用清洁工具。

（4）卸载手套。

3. **灭菌前检查**

（1）灭菌用水质、电等参数符合设备生产厂商要求。灭菌器处于通电状态。

（2）用清水擦拭灭菌器柜室内腔，注意检查气罐安装槽、出气孔、柜室门、密封圈等的清洁度，气罐安装槽的局部易出现油性污物和色泽沉着，应及时擦拭，必要时使用金属清洁剂。检查灭菌用水储水器水量是否足够，不得低于水位线。

（3）打开压缩空气机开关及关闭排水开关，观察压缩空气压力表，压力范围在 600～800kPa。检查冷干机排水情况。如果超过最高液位线不能自动排水，水会倒流至冷干机，造成冷干机损坏。

（4）打开压缩空气供应阀门，接通压缩空气，观察压力表的压力（4～8bar）；开启组合式空气过滤器下部的排放阀，排净压缩空气管道内的积水（观察排出积水有无异常，可帮助判断过滤器是否正常），然后关闭排放阀。

（5）打开环氧乙烷灭菌器的电源，设备显示屏出现灭菌周期设置功能提示界面。

（二）灭菌物品装载

1. 灭菌物品的装载必须利于环氧乙烷气体的穿透和排出，以确保灭菌效果。对 PVC 类、塑料类、橡胶类物品灭菌时，其数量不能超过灭菌器装载量的 50%，以免环氧乙烷吸附过多，导致灭菌失败。

2. 待灭菌物品应合理装载，不可过多；装载量过大、过密，包装过紧过大，则环氧乙烷气体排出越难，有可能导致环氧乙烷超量残留。

3. 物品装载不得紧贴柜门和内壁，防止吸入较多的冷凝水。

4. 灭菌物品装载应使用专用灭菌筐，如使用两层灭菌筐，其之间应有间隔，物品间要有间隙，不得超过灭菌筐边缘，物品不得堆叠，避免影响环氧乙烷气体的穿透及释放（图 6-17）。

5. 纸塑包装器械装载可用支架使其分隔，当没有支架分隔时，应采用纸面对塑面的方法装载，以免影响环氧乙烷气体的穿透（图 6-18）。

6. 每批次灭菌均应在灭菌器最难灭菌的部位放置生物测试包，一般在整个装载的中心部位，两层灭菌筐时应放在上层，监测灭菌效果。生物指示剂和测试包的使用和制作应参照 WS 310.3 相关标准和要求。

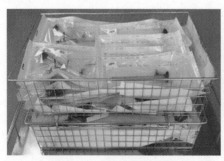

图 6-17　专用灭菌筐装载

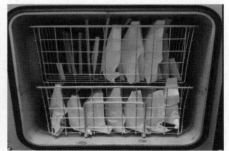

图 6-18　支架装载

（三）灭菌过程质量

环氧乙烷灭菌与压力蒸汽灭菌不一样，没有过多的灭菌程序供选择，只有一个灭菌程序，但灭菌温度可选择。环氧乙烷灭菌器提供两种灭菌温度：37℃或55℃，当灭菌温度为55℃，气体暴露过程将持续1h；灭菌温度为37℃，则气体暴露过程将持续3h，推荐使用55℃。根据设备说明书设置正确的通风时间。

环氧乙烷灭菌过程关键参数的控制是达到灭菌质量的保证。气体浓度、相对湿度、灭菌温度与时间这些关键因素直接影响灭菌效果，每个关键因素在程度上可有所不同，但相互之间必须达到平衡。

1. **物理监测**

（1）通过灭菌器连接的打印装置，连续监测并记录灭菌时的温度、压力和湿度等灭菌参数。

（2）通过灭菌器显示屏，实时观察当前程序进行的阶段、腔内温度、腔内压力等。

（3）结果判断（图 6-19）

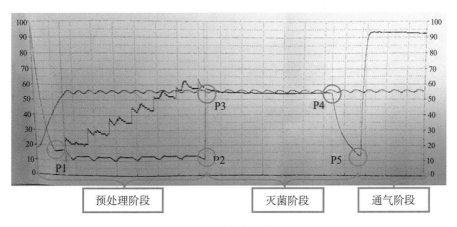

图 6-19　打印记录图解

①横轴：表示时间，每一格为 10 分钟。

②纵轴：表示数值，湿度的读数为纵轴读数 ×1%，温度的读数为纵轴读数 ×1℃，压力的读数为纵轴读数 ×10mbar。

③湿度曲线：气瓶刺破前湿度应在 40% ~ 80% 之间。

④温度曲线：预热后温度应保持在预设温度 ±3℃范围内。

⑤压力曲线

a. P1 < 160mbar，P1 为抽真空第一次目标压力值，通过 P1 值观察灭菌器真空泵抽真空的性能是否良好。

b. P2 < 120mbar，P2 为抽真空第二次目标压力值，也是气瓶刺破前腔内压力，通过

P2 值观察灭菌器真空泵抽真空的性能是否良好。

c. P3-P2 > 200mbar，通过此值观察气瓶刺破后进入腔内的环氧乙烷气体量是否足够。

d.（P3-P4）/P3 < 0.2，通过此值观察灭菌阶段的环氧乙烷气体浓度是否足够。

e. P5 ≤ 160mbar，此值关系到后期排除残留环氧乙烷的效果。

f. 一个大气压约为 980mbar 左右，故整个灭菌循环都保持在相对负压状态。

（4）记录、存档：物理监测的打印记录由消毒员和质检人员双人核对、签名（消毒员还要标识出 P1、P2、P3、P4、P5），然后由消毒员粘贴在当日的"环氧乙烷灭菌工作记录表"上。

（5）不合格的处理：物理监测不合格的灭菌物品不得发放，应分析原因进行改进，直至监测结果符合要求。

2. 化学监测

（1）灭菌包包外应有包外化学指示物，包括包外化学指示胶带、纸塑包装上的化学指示色块。

（2）每批次装载的中心位置，即下层篮筐靠近上层的中间位置或上层篮框靠近下层的中间位置，放置一个化学测试包，进行该批次的化学监测。

（3）结果判断：纸塑包装上的化学指示色块变色情况符合产品说明为合格。包内化学指示卡由灭菌前的红褐色变成绿色为合格。

3. 生物监测 环氧乙烷灭菌生物测试需准备一支与测试包内的生物指示剂（测试管）批号相同的、未经灭菌的生物指示剂（对照管）作为阳性对照备用，若一天内进行多次生物监测，且生物指示剂为同一批号，则只设一次阳性对照即可。

灭菌完毕，由消毒员取出测试包内生物指示剂（测试管），与阳性对照管一起使用生物培养阅读器进行培养或送检验科进行培养。阳性对照管培养阳性，测试管培养阴性，判定为灭菌合格；阳性对照管培养阳性，试验管培养阳性，判定为灭菌不合格。

灭菌质量监测应符合 WS 310.3—2016 有关环氧乙烷灭菌质量监测和追溯的要求。三大监测的具体操作详见本书相关章节。

（四）灭菌后卸载

1. 当灭菌循环过程结束后，检查打印记录中温度、湿度、压力等参数在各阶段的数值，确认正常可卸载。

2. 按照设备说明书要求，如有放置自然通气时间，应快速卸载灭菌物品，减少整理、翻动灭菌物品的次数，尽量减少接触物品时间。

3. 佩戴乳胶或 PVC 手套取出环氧乙烷灭菌后物品。

4. 取下气罐，按医疗废弃物处置。

5. 取出灭菌物品后，可以结束此次灭菌循环过程。在柜门处于开启状态时，按下"停止"键，灭菌器即处于待机状态，等待下次灭菌。

(五)注意事项

1. 环氧乙烷灭菌器及气罐应远离火源。环氧乙烷气罐应置于室温下,直立放置。

2. 定期进行工作环境中残留物监测。不应采用自然通风法进行解析,防止工作人员过度暴露于环氧乙烷气体中。环境气体浓度监测报警应及时查找原因并处理。

3. 当发生灭菌循环报警、过程中断时,应通知设备工程师检查原因并处理。不得自行打开灭菌器柜门。

(六)操作方法(表6-5)

表6-5 环氧乙烷灭菌器操作

操作步骤	操作要求及质量标准
1. 操作前准备	1. 着装符合包装区工作要求。清洁工作服、工作鞋、戴圆帽(须遮盖全部头发)等,做好手卫生 2. 灭菌器专用篮筐、环氧乙烷生物测试包、环氧乙烷气体罐、灭菌循环监测记录、灭菌器专用清洁工具,备手消毒剂
2. 灭菌前评估	1. 评估待灭菌包及包装标识的清洁度、完好性 2. 评估环氧乙烷生物测试包、环氧乙烷气体罐备齐并在有效期内 3. 评估灭菌篮筐清洁及功能完好,处于备用状态 4. 评估灭菌循环监测记录本、灭菌器专用清洁工具配备充足 5. 评估灭菌器清洁及功能完好,处于备用状态
3. 灭菌器运行前检查(中心供应压缩空气类型)	1. 电源开关及屏幕显示 ①将灭菌器左侧的电源开关置于"∣"位置 ②发出"滴"响声,屏幕亮起来,接着发出"啪"的一声响,表示门锁打开 ③显示灭菌程序设置功能提示画面 ④屏幕无错误代码显示。 2. 压缩空气的阀门及压力表显示 ①打开压缩空气阀门,查看压力表的仪表盘是否完整、有无破裂,刻度是否清晰,指针有无松动或断裂,及数值显示符合设备运行要求 ②查看中心供应的压缩空气压力值与经过过滤器后的压力值差不超过 2kg/cm²。过滤器后压力值范围在 4 ~ 10kg/cm² 3. 柜门密封性 ①柜门密封圈应清洁、平整,无断裂、裂缝和裂纹,用手指按压密封圈时,有一定的弹性,与门封接口处衔接紧密,如有松动,表示已老化,需要更换 ②门封接口处应清洁无异物,有及时去除 4. 排除压缩空气管路冷凝水及油污 ①从左到右依次旋动组合式空气过滤器下部的排放阀至无积水后及时关闭 ②逆时针方向为开排放阀,顺时针方向为关排放阀 ③压缩空气管路冷凝水及油污排除彻底 5. 检查灭菌用水储水器 ①确保水量足够,若不足 1/3 则需添加。 ②工作过程中未出现储水器水量不够的故障代码:"C2"

续表

操作步骤	操作要求及质量标准
3. 灭菌器运行前检查(中心供应压缩空气类型)	6. 打印装置 ①打印机开关置于"ON"位置 ②打印纸装放正确、数量足够,出现红色划线则需更换 ③按"Feed"键,打印纸输送正常 ④检查前一锅次打印记录,打印清晰,若字迹不清晰,则要更换打印色带 ⑤灭菌循环过程中打印机使用正常,打印完整、清晰
4. 灭菌器清洁	1. 检查灭菌器外表面及腔体内、气罐安装槽、柜门、密封圈等的清洁度,若有杂物等及时用软布清洁 2. 观察腔体内无裂纹 3. 观察密封圈是否平整,无破损、无裂缝、无断裂等,用手指按压确认弹性好无老化现象等
5. 安装环氧乙烷气体罐	1. 检查气罐型号与机器型号是否相符,气罐应在有效期内、瓶身无裂隙及破损等 2. 瓶口朝下,斜向往下插入机器内左侧气罐槽的挡圈内,往下压,同时向里轻推,使气罐被搭扣扣住,瓶身直立 3. 旋转气罐,确认已安装好 4. 气罐放置牢固
6. 待灭菌物品装载	1. 将装有待灭菌物品的篮筐放入灭菌器内,其中有两条白色垫的篮筐放下层 2. 环氧乙烷生物测试包放置位置正确 3. 关门 顺时针旋转手柄至最低位(与地面垂直)锁紧 4. 上、下层篮筐放置正确 5. 待灭菌物品不接触柜室内壁和柜门 6. 关门后,屏幕显示柜门已关闭
7. 灭菌程序选择	1. 灭菌温度 ①通过温度选择键,根据物品种类选择所需的灭菌温度:55℃或37℃,常规选择55℃ ②屏幕显示已选择的灭菌温度 ③选择的灭菌温度与物品种类相符 2. 通风时间 ①按通气时间递增或递减键,设置所需的通气时间:通常设置12小时 ②每按一次键,递增或递减1小时 ③屏幕显示已设置的通风时间 ④设置的通风时间适宜(一般情况37℃循环需要通风12小时,55℃循环需要通风10小时)
8. 灭菌循环启动	1. 检查选择参数的正确性,在设定好灭菌循环过程参数后,5分钟之内按下屏幕上所显示的"START"旁边的"开始"键,启动自动灭菌循环,否则所设定的参数将被取消 2. 任何时候,按下"停止"键,即可中断灭菌循环 3. 做好相关记录 4. 屏幕会显示门锁已锁上、腔内温度、腔内压力、灭菌工作顺序示意图、设定的灭菌温度及通气时间
9. 灭菌循环过程观察	通过屏幕观察灭菌循环状态,注意有无显示故障代码,如有及时正确处理

续表

操作步骤	操作要求及质量标准
10. 灭菌循环结束，无菌物品卸载	1. 观察屏幕门锁打开，通气累计时间达到或超过 12 小时，逆时针旋转炉门手柄到最高位。待柜室内压力与外界大气压力平衡时，灭菌器柜门轻微开启。保持门轻微开启 5 分钟 2. 按"STOP"停止键，停止灭菌循环，同时打印出灭菌记录。检查打印记录中温度、湿度、压力等参数在各阶段的数值，无故障报警，操作者、质检员双人核对确认。要求打印记录完整，无中断，字迹清晰 3. 操作人员做好自身防护，戴好口罩和手套，清洁工作服加穿隔离衣，取出已灭菌物品放于篮筐或转运车内
11. 灭菌监测结果判断	1. 查看灭菌循环过程实时打印记录是否与选择的灭菌程序相符 2. 查看化学监测结果是否合格 3. 从监测包内取出生物监测测试管，并取与测试管同一批次的环氧乙烷生物指示剂作为对照管，用环氧乙烷生物阅读器进行生物指示剂培养，4 小时后操作者、质检员双人进行结果判读 4. 灭菌过程实时打印记录、化学监测及生物监测结果合格，无菌物品才可储存或发放
12. 灭菌循环结束后处理	1. 关闭电源，将灭菌器左侧电源开关置于"○"位置 2. 关闭压缩空气，将开关由与管道平行的方向沿顺时针方向打至最低位（与地面平行）

四、过氧化氢低温等离子体灭菌器

过氧化氢低温等离子体灭菌器（图 6-20）是使用 55% 以上浓度的过氧化氢作为灭菌介质，在设定温度 ≤ 60℃和真空条件下，通过过氧化氢气化、扩散、穿透和等离子过程对物品进行灭菌，适用于不耐湿、不耐热的手术器械的灭菌，因其穿透力的限制，对被灭菌管腔器械的内径和长度有一定要求，灭菌管腔器械时应遵从设备厂商说明书的使用范围及要求。目前临床上有两种不同的灭菌剂，一种是卡匣式过氧化氢，另一种是瓶装过氧化氢，两者特点不同，操作也不一样。

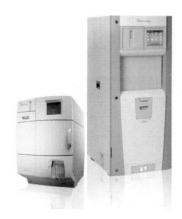

图 6-20　过氧化氢低温等离子体灭菌器

（一）灭菌前准备

1. **人员准备** 按包装区着装要求着装，做好手卫生。

2. **用物准备**

（1）过氧化氢低温等离子体灭菌化学测试包、过氧化氢低温等离子体灭菌生物测试包。

（2）灭菌设备运行参数信息追溯系统、扫描枪（有条件配备）、灭菌循环监测记录。

（3）灭菌器专用清洁工具。

（4）卸载手套。

3. **灭菌前检查**

（1）检查电源及辅助设施是否符合厂商说明书要求。检查灭菌设备是否处于备用状态。

（2）检查过氧化氢灭菌剂情况：卡匣式过氧化氢确认可用循环次数，瓶装过氧化氢确认剩余液量充足并在使用有效期内。

（3）检查灭菌器柜门是否能够正常起降，柜门密封圈完整、平整，灭菌腔内整洁无异物，用低落絮擦布及纯化的水清洁。

（4）搁物架位置正确。

（5）打印装置运转正常，打印纸足量。

（二）灭菌物品装载

1. 确定待灭菌包的包装材料是与过氧化氢低温等离子体灭菌相兼容的医用无纺布或特卫强包装袋。

2. 待灭菌物品应单层摆放，不堆叠、包装之间应留有间隙，不应摆放过于紧密。

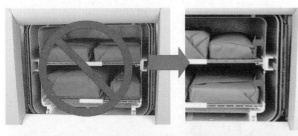

3. 特卫强包装袋包装的物品塑面对特卫强面，同向放置，宜竖直装载。

4. 装载精密、贵重器械的器械盒应平放，勿堆叠、勿挤压。

5. 不同材质物品均匀放置于上下层搁物架。金属物体不应与灭菌器腔体内壁、柜门或者电极网接触；装载物和电极网之间至少保持2.5cm的距离，并不得触及柜门及腔体后壁（图6-21）。

6. 如灭菌器有腔体内过氧化氢浓度监测装置，装载时应注意勿遮

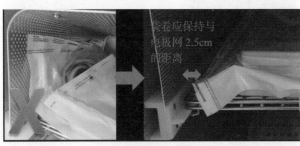

图6-21 装载物与电极网保持2.5cm的距离

挡浓度监测通路以免发生循环取消。

（三）灭菌过程监测

1. **灭菌程序选择** 过氧化氢低温等离子体灭菌器设置有多种灭菌程序，包括适用于实体器械的灭菌程序、适用于管腔器械的灭菌程序和适用于软式内镜的灭菌程序，应遵循灭菌设备厂家说明书指引根据不同的灭菌物品种类选择正确的灭菌程序。

2. **灭菌过程观察**

（1）启动灭菌循环后，可通过灭菌器屏幕观察灭菌循环的状态，了解灭菌进程。过氧化氢低温等离子体灭菌过程包含二次或若干次灭菌循环周期，每次循环周期包括抽真空、注射、扩散、等离子体和通风五个步骤。

（2）过氧化氢低温等离子体灭菌器应设有报警装置，监控运行过程中的灭菌参数，包括对灭菌舱内压力、温度、等离子功率、灭菌时间及过氧化氢浓度的监测。

3. **灭菌监测** 过氧化氢低温等离子体灭菌监测包括物理监测、化学监测及生物监测。灭菌质量监测应符合 WS 310.3 有关过氧化氢低温等离子体灭菌质量监测和追溯的要求，三项监测的具体操作可参阅本书相关章节。

（四）灭菌后卸载

1. 每次循环结束后应核查确认打印记录，判读灭菌参数在正常范围、无报警并符合物理监测的要求。

2. 佩戴乳胶或 PVC 手套取出过氧化氢低温等离子体灭菌后物品。

3. 检查包外、包内（如可见）化学指示物的变色情况，完成生物监测（如有），并记录。

4. 灭菌合格的物品无须解析，可直接使用。

（五）注意事项

1. 被灭菌物品必须清洁干燥，带有水分、干燥不彻底的物品易造成灭菌失败。

2. 应选择与过氧化氢低温等离子体灭菌相兼容的包装材料，如医用无纺布或特卫强包装袋。

3. 灭菌负载不得含有布、纸、油、水、粉、木类物质，以及一端闭塞的盲端管腔类物品。

4. 应遵循灭菌设备厂家说明书对特殊类物品如软式内镜的灭菌数量要求进行装载。

5. 应遵循灭菌设备厂家说明书对不同灭菌程序的装载重量及器械搁架的摆放要求进行装载。

6. 当发生灭菌循环报警、过程中断时，应佩戴乳胶或 PVC 手套进行灭菌器内待灭菌物品的针对性处理，以免"问题灭菌包"上有残留过氧化氢灼伤皮肤。

（六）操作方法（表 6-6）

表 6-6　过氧化氢低温等离子体灭菌器操作

操作步骤	操作要求及质量标准
1. 操作前准备	1. 着装符合包装区工作要求。清洁工作服、工作鞋、戴圆帽(须遮盖全部头发)等，做好手卫生 2. 灭菌器专用层架、过氧化氢低温等离子体生物测试包、过氧化氢灭菌剂、灭菌循环监测记录、灭菌器专用清洁工具，备手消毒剂
2. 灭菌前评估	1. 评估待灭菌包及包装标识的清洁度、完好性 2. 评估过氧化氢生物测试包、过氧化氢灭菌剂备齐并在有效期内。如为卡匣式过氧化氢确认可用循环次数 3. 评估灭菌层架清洁及功能完好，处于备用状态 4. 评估灭菌循环监测记录本、灭菌器专用清洁工具配备充足 5. 评估灭菌器清洁及功能完好，处于备用状态
3. 灭菌器运行前检查	1. 检查灭菌器外表面及腔体内、密封圈清洁、干燥、无异物 2. 检查过氧化氢蒸发托盘(如有)处于正常位置，无破损 3. 检查打印装置安装运转正常，走纸顺利，色带无移位，打印纸足量
4. 灭菌器清洁	1. 检查灭菌器外表面及腔体内、过氧化氢蒸发托盘(如有)、柜门、密封圈等的清洁度，若有杂物等及时用软布清洁 2. 观察腔体内无裂纹 3. 观察密封圈是否平整，无破损、无裂缝、无断裂等，用手指按压确认弹性好无老化现象等
5. 待灭菌物品装载	1. 待灭菌物品应单层摆放，不堆叠，包装之间应留有间隙，不应排放过于紧密 2. 特卫强包装袋包装的物品塑面对特卫强面，同向放置，宜竖直装载，避免叠放 3. 器械盒或贵重器械应平放、勿堆叠、勿挤压 4. 装载时勿超出搁架范围，勿挡住过氧化氢监测通路(如有) 5. 灭菌物品不能触碰舱门及舱底部，需灭菌物品和电极网之间至少保持 2.5cm 的空间距离 6. 生物监测试包遵循灭菌器厂家说明书指引放置于灭菌舱内远离过氧化氢注入口的部位
6. 灭菌程序选择及灭菌循环启动	1. 根据器械材质、结构及灭菌器生产厂商说明书选择合适的灭菌循环： ①实体器械灭菌循环 ②管腔器械的灭菌循环 ③软式内镜的灭菌循环 2. 按下关门键，确认柜门已关闭 3. 按下运行开始键，启动灭菌循环
7. 灭菌循环过程观察	1. 通过屏幕观察灭菌循环运行的灭菌阶段 2. 注意有无报警及显示故障代码。发现故障情况及时正确处理 3. 灭菌循环结束，自动打印灭菌记录 4. 检查打印记录中灭菌循环各阶段的参数数值，无故障报警，操作者、质检员双人核对确认签名。要求打印记录完整，无中断，字迹清晰

续表

操作步骤	操作要求及质量标准
8. 灭菌循环结束，无菌物品卸载	1. 操作人员做好自身防护，戴好口罩和手套,清洁工作服加穿隔离衣 2. 按下开门键,取出已灭菌物品放于篮筐或转运车内
9. 灭菌监测结果判断	1. 查看灭菌循环过程实时打印记录是否与选择的灭菌程序相符 2. 查看化学监测结果是否合格 3. 从监测包内取出生物监测测试管,并取与测试管同一批次的过氧化氢生物指示剂作为对照管,用过氧化氢生物阅读器进行生物指示剂培养,24h后操作者、质检员双人进行结果判读 4. 灭菌过程打印记录、化学监测及生物监测结果合格,无菌物品才可储存或发放
10. 灭菌循环结束后处理	灭菌器处于待机状态

五、低温蒸汽甲醛灭菌器

低温蒸汽甲醛灭菌（图 6-22）是以甲醛水溶液作为灭菌介质进行灭菌。蒸汽有利于甲醛的渗透，提高灭活微生物的能力。低温蒸汽甲醛灭菌常用温度是 60℃和 78℃，用于不耐湿热器械物品的灭菌。液体和粉末不适合低温蒸汽甲醛灭菌。

（一）灭菌前准备

1. **人员准备**　按包装区着装要求着装，做好手卫生。

2. **用物准备**

（1）低温蒸汽甲醛灭菌监测材料。

（2）灭菌设备运行参数信息追溯系统、扫描枪、灭菌循环监测记录。

（3）灭菌器专用清洁工具。

3. **灭菌前检查**

（1）打开电源开关，等待触摸屏幕显示出主菜单（这个过程约需 40s）。这段时间不要触碰屏幕。

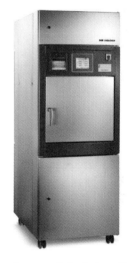

图 6-22　低温蒸汽甲醛灭菌器

（2）安装灭菌剂。检查甲醛桶内的液面，必要时进行补充。方法是用灌装系统上的专用刺穿器刺破溶液袋口处的密封膜，将管口连接到管座上，液体自动补充；最后将溶液袋固定好。

（3）检查记录仪。记录纸足够，记录笔迹整洁清晰。如果记录纸右侧出现红色 × 标记，表示剩余的记录纸 60cm 仅够 3 个灭菌周期。

（4）检查打印机色带和打印纸。通过观察打印记录或者打印测试来检查色带完好。打印测试方法：按住走纸按钮打开电源开关，自动打印测试字符，查看是否清晰完整，必要时更换色带。如果发现纸上从右到左有红线，表示应更换打印纸。

（二）灭菌物品装载

1. 装载灭菌物品时不应触及灭菌腔体内壁和柜门。灭菌物品应放置在金属制的灭菌篮筐中。

2. **灭菌篮筐的盛放** 灭菌物品应松散地放置在篮筐中。最大盛放量不能超过篮筐体积的 75%。每个篮筐的装载重量不超过 3.5kg（不包括篮筐自重 2.5kg）。

3. 器械包应竖放或斜放（图 6-23），这样可以避免相互遮蔽（保证包装的纸面与灭菌介质充分接触）。表面积大的物品不应平放，以免冷凝水聚集。包装物品最好侧放，纸面与纸面相邻，塑面与塑面相临，这样塑面就不会遮盖纸面。

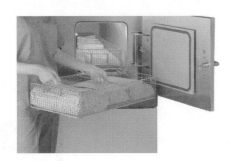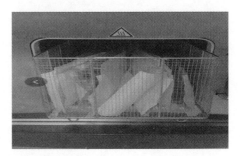

图 6-23　器械包的灭菌装载

（三）灭菌过程质量

低温蒸汽甲醛灭菌只有一个灭菌程序，但灭菌温度可选择。低温蒸汽甲醛灭菌常用温度是 60℃和 78℃，根据待灭菌物品性质选择灭菌温度。低温蒸汽甲醛灭菌整个灭菌周期包括：化学消毒液的吸附、持续和解析过程，整个过程在负压下进行，以确保安全。低温蒸汽甲醛灭菌参数曲线图见图 6-24：

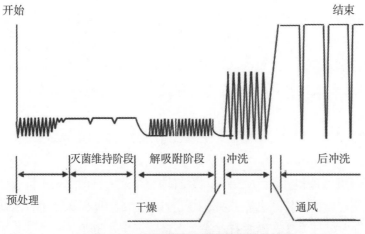

图 6-24　低温蒸汽甲醛灭菌参数曲线图

低温蒸汽甲醛灭菌监测包括物理监测、化学监测及生物监测。

1. **物理监测法** 每灭菌批次应进行物理监测。灭菌过程的参数包括灭菌温度、相对湿度、压力与时间。灭菌参数符合灭菌器的使用说明或操作手册的要求。

2. **化学监测法** 包外、包内化学指示物，经过一个灭菌周期后，观察其颜色变化，判定其是否达到灭菌合格要求。

3. **生物监测法** 每周监测一次。使用自含式生物指示物，阳性对照管培养阳性，测试管培养阴性，判定为灭菌合格。

低温蒸汽甲醛灭菌三大监测的具体操作可参阅本书相关章节。灭菌质量监测应符合 WS 310.3 有关低温蒸汽甲醛灭菌质量监测和追溯的要求。

（四）灭菌后卸载

1. 在卸载之前，应确认灭菌程序的有效性和完整性。常用的方法是查看物理监测记录及化学监测结果。

2. 经过甲醛灭菌处理的物品，取出后可直接使用。

3. 灭菌循环应该保证物品卸载是干燥的。

（五）注意事项

1. 灭菌器必须按照设备说明书操作，保证正确的操作程序和必要的安全措施。

2. 注意蒸汽灭菌使用的厚重不锈钢灭菌盒不适用于低温蒸汽甲醛灭菌。

3. 测试程序不是灭菌程序，运行测试程序时，放入灭菌器中的物品是没有被灭菌的。

六、干热灭菌器

干热灭菌穿透性差，因此灭菌所需的温度高，时间长，可对大部分医疗器械、物品造成损害，所以干热灭菌（图 6-25）只用于特定材质耐热物品的灭菌，如：玻璃、油脂及粉剂的灭菌，因应用范围狭窄，目前 CSSD 已很少使用。

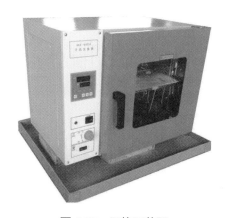

图 6-25 干热灭菌器

（一）灭菌前准备

1. **人员准备**　按包装区着装要求着装，做好手卫生。

2. **用物准备**

（1）干热灭菌监测材料。

（2）灭菌设备运行参数信息追溯系统、扫描枪、灭菌循环监测记录。

（3）灭菌器专用清洁工具。

（4）卸载用隔热手套。

3. **灭菌前检查**

（1）检查电源等运行条件是否符合设备设计要求。

（2）检查灭菌器的柜门密封圈是否平整无损坏、柜门锁扣灵活，安全有效。

（3）依据设备操作手册及待灭菌物品材质调整干热灭菌器的温度。

（二）灭菌物品装载

1. 灭菌物品装载与腔体内壁相隔一定距离，使空气能自由流动。

2. 灭菌包体积不应超过 10cm×10cm×20cm。

3. 油剂、粉剂的厚度 ≤ 0.6cm，凡士林纱布条厚度 ≤ 1.3cm。

4. 装载高度不应超过灭菌器内腔高度的 2/3，物品间应留有空隙。

（三）灭菌过程质量

干热灭菌没有灭菌程序供选择，可根据待灭菌物品选择合适的灭菌温度，见表 6-7。

表 6-7　干热灭菌参数

灭菌温度 /℃	所需最短灭菌时间
160	2h
170	1h
180	30min

干热灭菌监测包括物理监测、化学监测及生物监测。

1. **物理监测**　记录温度与持续时间。温度在设定时间内均达到预置温度，则物理监测合格。

2. **化学监测**　包外和包内化学指示物，经过一个灭菌周期后取出，据其颜色或形态的改变判断是否达到灭菌要求。

3. **生物监测**　每周监测一次。阳性对照管培养阳性，测试管培养阴性，判定为灭菌合格。

干热灭菌三项监测的具体操作可参阅本书相关章节。灭菌质量监测应符合 WS 310.3

有关干热灭菌质量监测和追溯的要求。

（四）灭菌后卸载

1. 灭菌周期结束，温度降到40℃以下方可开启灭菌器舱门。

2. 卸载时操作人员应戴隔热防烫手套，避免烫伤。

（五）注意事项

1. 设置灭菌温度应充分考虑灭菌物品对温度的耐受力。有机物品灭菌时，温度应 ≤ 170℃。

2. 遵循设备生产厂商说明书使用灭菌器。

3. 由于干热穿透性差，灭菌物品包装不宜过大，以保证灭菌的有效性。

4. 棉织品、合成纤维、塑料制品、橡胶制品、导热性差的物品、不锈钢器械等不能使用干热灭菌器灭菌。

5. 在灭菌暴露期不要打开门，因为开门会使腔内温度迅速下降。

第七章

储存与发放

学习目的

1. 了解无菌物品存放条件对其质量的影响。

2. 了解无菌物品储存及发放相关设备设施要求。

3. 掌握各种无菌物品储存原则及相关管理要求。

4. 掌握无菌物品出入库质量检查内容及标准。

5. 熟悉各种无菌物品发放操作流程。

6. 熟悉无菌物品管理中常见问题及处理方法。

学习要点

本章介绍了无菌物品储存环境、设备设施的基本要求以及储存原则；操作人员应遵循的操作原则、手卫生制度。重点介绍了无菌物品的质量检查方法；如何确认无菌物品质量的有效性，不同包装材料无菌物品的有效期管理。详细介绍了临床科室器械、常规手术器械、精密手术器械、一次性无菌物品等入库、储存及发放的操作流程及相关要求；无菌物品存放管理要求以及常见问题和处理方法。

第一节　储存

　　储存，即暂存和储备物品。医院消毒供应中心无菌物品存放区（图7-1）是储存、保管、发放无菌物品的区域，为清洁区域。无菌物品质量特性决定了对储存条件、控制污染的措施有其特殊管理要求，对此区域应有相应管理制度和操作流程，以确保无菌物品的质量及有效性。

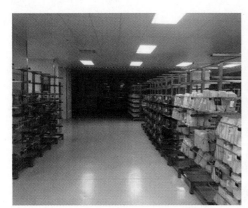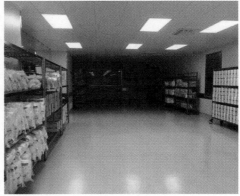

图 7-1　无菌物品存放区

一、储存的原则

　　无菌物品存放区是储存重复使用的无菌诊疗器械包、无菌手术器械包、无菌手术敷料和部分一次性无菌物品等，储存原则如下：

　　1. 无菌物品存放区应有合适的温湿度和良好洁净的环境。

　　2. 接触无菌物品前应洗手或手消毒。

　　3. 无菌物品入库质量验收管理。无菌物品进入存放区前应有专人负责无菌物品质量验收和记录；每日复核（可通过信息追溯系统过期包预警查询）储备的无菌物品有效期，避免过期。

　　4. 无菌物品存放位置相对固定，分类、分专科、分架放置（图7-2），设置醒目标识，不应堆放或混放。通常无菌包按灭菌方式分为高温灭菌包、低温灭菌包；按使用科室、物品种类分为临床通用诊疗器械包、专科诊疗器械包、手术器械包、手术敷料包、精密贵重器械包及一次性无菌物品等。无菌器械包一般不能摞放，避免包装材料破损或手术器械损坏；器械包与敷料包分架放置；同类物品宜放置在同一层架上或同一灭菌篮筐内；细小物品建议采用密纹篮筐或容器放置；一次性无菌物品（去除外包装后进入无菌物品存放区）与复用无菌物品分架放置，不但方便存取，降低工作中差错，提高工作效率，同时也可避免因堆放造成的包装或器械本身质量损坏，有条件的也可采用智能转运仓储系统存放无菌物品。

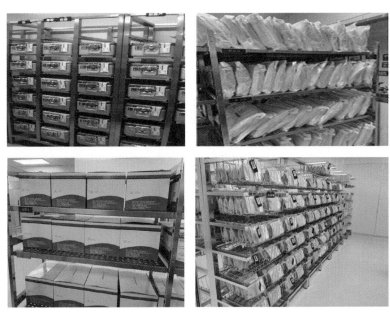

图 7-2　无菌物品分类、分架放置

5. **无菌物品摆放顺序**　按照灭菌日期先后顺序摆放，也可通过移动标识管理有效期，可减少实际工作中搬运工作（图 7-3）。

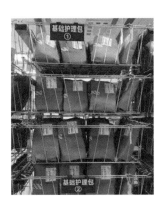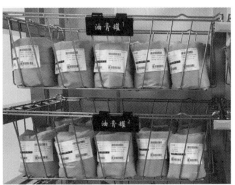

图 7-3　灭菌日期先后顺序摆放

6. 消毒后直接使用的物品（图 7-4）应专区或专架存放，设置醒目标识，以免混淆。消毒物品应彻底干燥，包装后储存，避免细菌繁殖或污染。

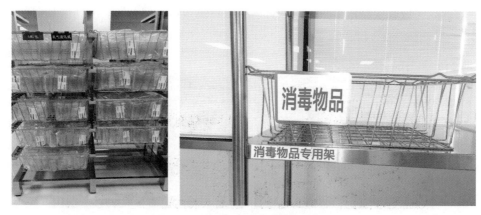

图 7-4 消毒物品专区或专架存放

7. 建立基数管理，避免储备过多浪费，储备过少影响无菌物品正常周转需要。储备量应根据临床使用需要及时调整，重复使用的器械一般储备量为 1：（2~3），即用 1 份备 2~3 份物品；一次性无菌物品根据采购供应部门供应方式及全院预定情况备货；应有大批量抢救物品的紧急应对方案。

8. **无菌物品质量安全管理** 操作人员严格执行灭菌后物品卸载、入库、存放的操作流程，保持在操作过程中不受污染和损坏，如有落地或放在不洁的位置应视为被污染包，需重新处置；周转率低、急救包或应急包应有防尘措施；搬运无菌物品需借助专用转运车、篮筐或周转箱。

9. 每日清点记录储存的无菌物品名称、数量，根据临床需求及基数做好无菌物品库存量管理；各类无菌物品每日及时补充，确保储备充足，保证供应。

10. 发现无菌物品质量问题及时反馈或上报给相关负责人。

二、储存环境与设施

1. **一般环境管理** 无菌物品存放区温度 < 24℃，相对湿度 < 70%（图 7-5），湿度高的南方地区在梅雨季节可加用除湿机（图 7-6），并做好相关管理。采用机械通风时换气次数 4~10 次/h，通风良好，定时做好过滤网更换和回风口清洁工作。存放区采光良好，照明要求平均照度 300lx。保持区域内整洁、无可见的尘埃。每日定时清洁地面、台面、存放架等物体表面；专用无菌物品运送电梯每天清洁；每周清洁内墙、玻璃、门窗、抽屉；每月清洁空调或空气消毒机过滤网、天花板等。

2. **储存设施要求** 无菌物品储存设施有层板存放架（可固定或带轮子可移动，根据实际工作需要）、篮筐存放架或橱柜。一般采用开放式，也可以是封闭式（存放周转较慢的无菌物品），有条件的可采用智能转运仓储系统存储。材质宜选不锈钢，耐磨光滑，方便清洁。存放架应距地面高度 ≥ 20cm，距离墙 ≥ 5cm，距天花板 ≥ 50cm，避免地面、墙面、天花板灰尘、湿度等污染，同时便于清洁。各种无菌包转运车等工具专区使用，固定位置放置，避免污染；每天使用后清洁。

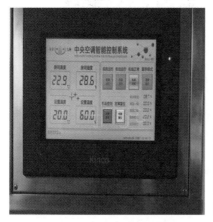

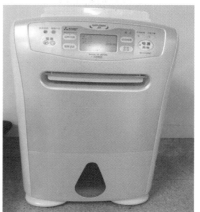

图 7-5 中央空调智能控制系统　　　　　图 7-6 除湿机

3. **标识管理**（**图 7-7**）　无菌物品放置位置应相对固定，标识醒目，便于准确存取。材质可选用不锈钢或亚克力，前者耐用，但使用不轻巧，后者使用方便，但容易损坏，需要定期更换。标识可采用货架号、层架号、无菌物品名称以及相关提醒标识。

（1）货架号：可提醒存放的物品类别，起到分类存放提醒作用。

（2）层架号：可提醒取用顺序，起到减少移动无菌物品的作用。

（3）无菌物品名称标识：限定物品放置的位置。

（4）其他标识：如取用顺序提醒标识、贵重物品保护标识等。

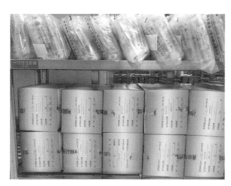

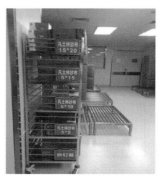

图 7-7 无菌物品名称、货架、层架标识

三、无菌物品质量检查

无菌物品入库储存时应严格认真检查灭菌质量。压力蒸汽灭菌结束后冷却 30 分钟（图 7-8），从监测结果（物理、化学、生物监测）（图 7-9）、包装完好性、标识完好性、

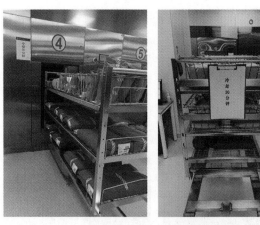

图 7-8　冷却提醒标识

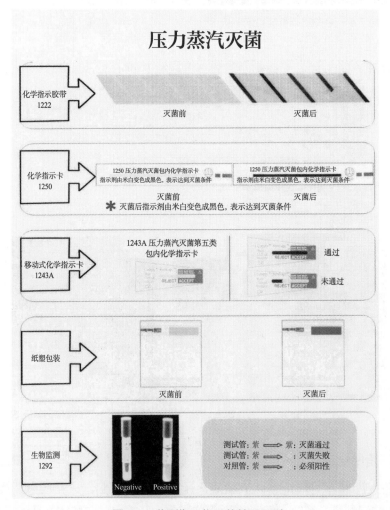

图 7-9　监测指示物灭菌前后区别

是否湿包应符合 WS 310.3—2016 监测质量要求等方面确认。如不符合质量标准要求的灭菌物品应分析原因，并重新处置和灭菌。质量检查原则如下：

1. **确认灭菌质量监测合格** 物理监测不合格，同批次灭菌物品不得储存和发放；包外化学监测指示物变色不合格不得储存和发放；灭菌植入物应每批次生物监测合格后方可储存和发放；紧急情况时，使用含第 5 类化学指示物的生物 PCD 进行监测，第 5 类化学指示物合格可提前放行，生物监测结果应及时通报使用部门。

2. **检查灭菌包装质量合格** 灭菌标签清晰，内容完整（如采用信息追溯系统管理，条形码可显示物品名称、灭菌日期和失效期、包装者等，部分信息可通过信息追溯查询），条形码粘贴牢固；包装清洁无污渍；包装闭合完好，未破损，不松散，松紧适宜，不落地。

3. **确认灭菌物品无湿包** 经灭菌和冷却后，肉眼可见包内或包外存在潮湿、水珠等现象的灭菌包为湿包。湿包不能作为无菌包储存和发放。

四、无菌物品储存操作（表 7-1、图 7-10）

表 7-1　无菌物品储存操作

操作步骤	操作要求及质量标准
1. 操作前准备	1. 着装符合无菌物品存放区工作要求。清洁工作服、工作鞋、戴圆帽(须遮盖全部头发)等，做好手卫生 2. 存放柜、存放架、篮筐或转运车，备手消毒剂等
2. 储存前评估	1. 评估篮筐、周转箱或转运车清洁、足量 2. 评估存放柜、存放架清洁、存放空间充足
3. 灭菌质量确认	1. 检查物理参数合格 2. 检查包外及可见的包内化学指示物变色合格 3. 检查有无湿包 4. 检查包装完好性 5. 检查标识齐全
4. 无菌物品储存放置	1. 根据无菌物品放置的固定位置(货架号、层架号、无菌物品名称标识等)，按灭菌日期先后顺序有序放置(图 7-10) 2. 根据高、低温不同灭菌方式，无菌物品相对分区放置
5. 清点核对记录	1. 根据无菌物品名称清点核对数量，并做好记录 2. 有常备基数的无菌物品，需核对名称和数量与基数是否一致，并做好记录
6. 注意事项	1. 注意手卫生，并严禁戴戒指等首饰 2. 无菌包潮湿、包装破损、封包不严、标识不清或遗漏、落地、放不洁或潮湿处，应视为污染包，重新处置和灭菌，不得储存 3. 搬运无菌手术器械包或其他较大包时采用转运车，注意节力原理；注意轻拿轻放，平稳转运，避免碰撞破损或落地

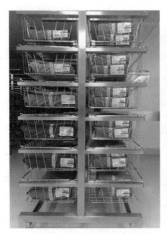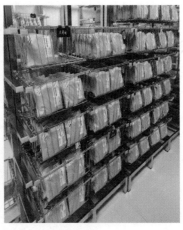

图 7-10 无菌物品按标识固定放置

五、一次性无菌物品储存操作（表 7-2）

表 7-2 一次性无菌物品储存操作

操作步骤	操作要求及质量标准
1. 操作前准备	1. 着装符合无菌物品存放区工作要求。清洁工作服、工作鞋、戴圆帽（须遮盖全部头发）等，做好手卫生 2. 地架、存放架、篮筐、周转箱或转运车，备手消毒剂等
2. 储存前评估	1. 评估首次进入 CSSD 的一次性无菌物品的准入资质，库房管理人员应与采购部门人员确认产品资质符合规定（具备省级以上卫生或药监部门颁发的《医疗器械生产企业许可证》《工业产品生产许可证》《医疗器械产品注册证》《医疗器械经营企业许可证》）等，进口产品还要有国务院（国家卫健委）监督管理部门颁发的《医疗器械产品注册证》。属于三类医疗器械的一次性无菌物品应有热源和细菌监测报告，相关资料由采购部门妥善保存以备查证 2. 评估一次性无菌物品的运输装载是否安全、稳妥，无损坏 3. 评估篮筐、周转箱或转运车清洁、足量 4. 评估一次性无菌物品库房、地架、存放架清洁、存放空间是否充足
3. 一次性无菌物品放入库房	1. 专人管理一次性无菌物品库房（图 7-11），根据临床需求定期向采购部门请领 2. 入库时库房管理员应认真检查每箱产品的检验合格证、灭菌标识、批号、产品标识和失效期；检查每批产品外包装严密、清洁、无破损、变形、污渍、霉变、潮湿等质量问题 3. 登记每批到货时间、品名、规格、数量、批号、失效期和厂家送货人（如通过信息系统可实现则不需手工记录） 4. 按照物品种类、灭菌日期先后顺序分类、分架存放在固定位置，并与地架标识相一致。存放架应距地面高度 ≥ 20cm，距离墙 ≥ 5cm，距天花板 ≥ 50cm
4. 入无菌物品存放区	1. 拆除外部大包装以中包装形式进入无菌存放区储存（图 7-12） 2. 接收后，按有效期先后顺序分类、分架存放，并做好清点核对记录：品名、批号、数量、规格、厂家、失效期等（如通过信息系统可实现出库则不需手工记录）

操作步骤	操作要求及质量标准
4. 入无菌物品 存放区	3. 做好出库记录:品名、批号、数量、规格、厂家、失效期等(如通过信息系统可实现出库则不需手工记录) 4. 定期核查一次性无菌物品基数和有效期盘库管理,做好近效期物品管理,避免过期物品
5. 注意事项	入库和出库(图 7-13)后保持环境整洁,每日做好清洁工作

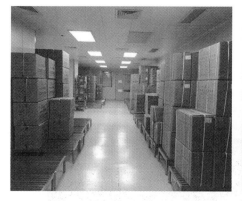

图 7-11　一次性无菌物品库房

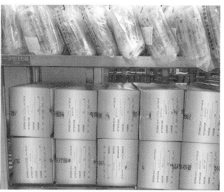

图 7-12　中包装储存

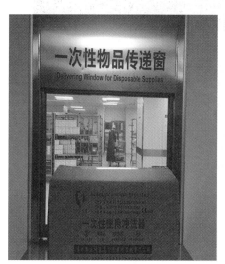

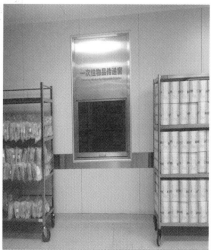

图 7-13　入无菌物品存放区传递窗

第二节 发放

一、发放的原则

无菌物品发放首先应严把无菌物品质量关，保证使用安全。其次应及时、准确、完好的将无菌物品发放至临床使用科室，以满足医疗、护理工作的顺利开展，为抢救患者和突发事件提供无菌器械、器具和物品的保障。无菌物品发放应遵循以下原则。

1. 无菌物品发放时，应遵循"先进先出"的原则，先储存的物品先行发放使用（图7-14）。

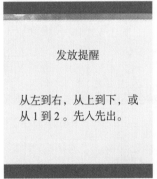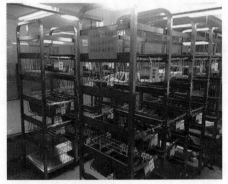

图 7-14 "先进先出"提醒标识

2. 建立严格的查对制度，发放时应确认无菌物品的有效性。植入物应在生物监测合格后方可发放，紧急情况时，使用含第 5 类化学指示物的生物 PCD 进行监测，第 5 类化学指示物合格可提前放行，生物监测结果应及时通报使用部门。

3. 建立无菌物品下送制度，及时供应无菌物品。

4. 各类无菌物品发放记录应具有可追溯性。

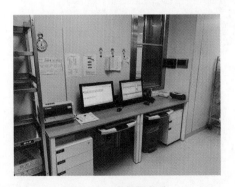

图 7-15 发放操作台

5. 运送无菌物品的器具使用后应清洁处理、干燥存放。

6. 建立无菌物品质量问题的反馈制度，持续改进工作质量。

二、发放环境与设施

1. **环境要求** 发放操作台（图 7-15）、传递窗（图 7-16）、转运车（图 7-17）应保持清洁、干燥、无杂物。

2. **设施要求** 密闭的转运车或箱（图7-18）、专用的电梯或轨道物流车（图7-19）、各类物品申请和发放交接单，快速手消毒剂。

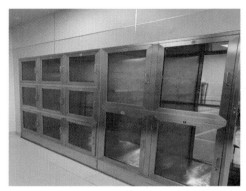

图 7-16 传递窗

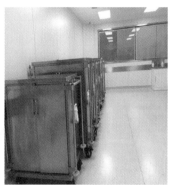

图 7-17 转运车

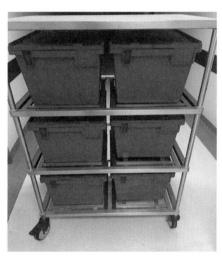

图 7-18 转运车及密闭转运箱

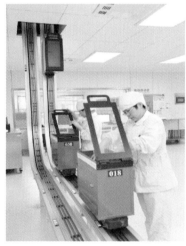

图 7-19 专用的电梯或轨道物流车

三、无菌物品有效性确认

（一）标识有效性的确认

1. 确认无菌物品标识表面清洁、无污渍、无缺损、无脱落、粘贴牢固。

2. 确认无菌物品标识的名称、有效期、失效期等信息正确。

3. 确认标识项目完整有效（若采用条形码信息追溯可部分信息可通过追溯查询，如锅号、锅次），可追溯。

（二）外包装有效性确认

1. 确认外包装表面清洁，无污渍。

2. 确认外包装表面干燥，无水渍、水珠潮湿现象。

3. 确认外包装闭合完好，无破损、松散。

4. 纸塑袋和纸袋包装的无菌物品应确认其封口宽度 ≥ 6mm，灭菌后封口处无裂口、缝隙等破包现象；塑面无水滴、水珠，纸面无潮湿、水渍现象。

5. 确认硬质容器盒密封完好，一次性锁扣在位完好。

（三）包外包内化学指示物的确认

1. 确认灭菌包外有化学指示物。透过包装材料可观察包内化学指示物的颜色变化，则不必放置包外化学指示物。

2. 确认高度危险性灭菌物品包内有化学指示物。

3. 确认灭菌包外化学指示物变色合格（仅区别此灭菌包是否已灭菌，不代表灭菌效果）。包括包外化学指示标识，书写标签，纸塑袋、特卫强袋卷等包装袋包外化学指示物变色合格。

4. 确认可见的包内化学指示物变色合格。

5. 包外及可见的包内化学指示物变色不合格均不可储存和发放，应重新处理，并查明原因及时整改。

四、发放操作

无菌物品发放供应方式主要有两种，按需分配方式和按基数标准分配方式。由消毒供应中心统一配送需要的科室。

（一）临床科室器械发放

临床科室常用的诊疗器械包，如清创缝合包，腰穿包、胸穿包、骨穿包、换药包、基础护理包等，根据临床科室预订单或回收记录单正确发放无菌物品，保障临床使用需求；同时须确保发放的无菌物品灭菌质量合格（表 7-3）。

表 7-3　临床科室无菌包发放操作

操作步骤	操作要求及质量标准
1. 操作前准备	1. 着装符合无菌物品存放区工作要求。清洁工作服、工作鞋、戴圆帽（须遮盖全部头发）等，做好手卫生 2. 密闭转运车或周转箱、无菌物品、物品申领单，备手消毒剂等
2. 发放前评估	1. 评估密闭转运车或周转箱是否清洁，配备足量 2. 评估临床科室物品申请单已预订，并通过审核 3. 评估待发放的器械数量是否充足
3. 发放	1. 确认无菌物品的有效性，检查包外化学指示标识合格、包装完好、在有效期内、标识项目清晰齐全可追溯等 2. 信息化追溯系统管理的无菌物品发放（图 7-20）： (1)通过信息追溯系统接收和打印各临床科室预订单或回收物品清单

续表

操作步骤	操作要求及质量标准
3. 发放	(2)将无菌物品条码扫描至申领科室 (3)与下送人员核对后连同发放清单一起装入周转箱或封闭的下送车内 3. 手工记录管理的无菌物品发放(图7-21): (1)根据各科室回收物品或上报物品名称、数量及规格请领单发放 (2)与下送人员核对后将无菌物品装入周转箱或封闭的下送车内
4. 下送	1. 专人专车,按预设路线有序发放到临床科室(有条件也可通过物流系统发放),接收人员确认签字 2. 发放人员带回发放清单妥善保管,并具有可追溯性
5. 整理和清洁发放用物	做好物品整理及发放用具清洁,如有特殊情况做好交接班
6. 注意事项	1. 发放时按提醒标识发放,如右进左出,从上到下等顺序 2. 专人专车负责制 3. 凡发出的无菌物品,即使未使用,一律不得返回无菌物品存放区 4. 无菌物品与消毒物品一起发放时应有明显标识,便于使用者区别 5. 注意手卫生,取放和交接无菌物品时应洗手或手消毒,禁戴首饰 6. 如有异常及时查明原因并处理,必要时汇报,确保操作准确

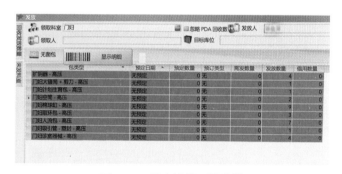

图 7-20　信息追溯系统发放

消毒供应中心无菌物品发放单

条码:302109170144

区域:产房

打印时间:2021-09-17 13:09:48

发放日期	物品、器械包名称	单价	数量	借包	余额
2021-09-17	产房产包器械－9件-高压	0.0000	2	0	0.0000
2021-09-17	产房长钳-1件-高压	0.0000	3	0	0.0000
2021-09-17	产房弯血管钳(18cm)-1件-高压	0.0000	2	0	0.0000
2021-09-17	大镊筒-高压	0.0000	1	0	0.0000
2021-09-17	棚球缸-高压	0.0000	1	0	0.0000
	合计:		9	0	0.0000

发放人:1925　签收人:1968

图 7-21　手工发放记录单

(二)常规手术器械发放

手术室常用的剖腹器械包、阑尾器械包、骨科基础器械包、脑外器械包等,在灭菌审核合格后发放到手术室的操作(表7-4)。

表 7-4 常规手术器械发放操作

操作步骤	操作要求及质量标准
1. 操作前准备	1. 着装符合无菌物品存放区工作要求。清洁工作服、工作鞋、戴圆帽(须遮盖全部头发)等,做好手卫生 2. 发放车辆、密闭转运车或周转箱、物品清单、无菌手术器械、专用电梯(图7-22),备手消毒剂等
2. 发放前评估	1. 评估密闭转运车或周转箱是否清洁,配备足量 2. 评估手术室物品申请单已预订,并通过审核 3. 评估待发放的器械数量是否充足
3. 发放	1. 确认器械包的无菌有效性:检查每个器械包外化学指示标识合格、包装完好、在有效期内、标识项目清晰齐全可追溯等 2. 信息追溯系统发放(图7-23): (1)电脑处于发放界面,扫描手术器械包条形码至请领手术部门 (2)核对无误后与发放清单一起放入专用周转箱、转运车,周转箱、转运车有醒目标识 (3)由专人转运至手术部门,或通过专用直通电梯发放(必要时发放人员电话通知做好交接) (4)手术科室专人接收、核对确认无误后签字 (5)下送人员带回发放清单交发放人员保存备查,并具有可追溯性(也可采用无纸化管理) 3. 手工记录发放: (1)发放人员根据手术部门请领单,核对无菌物品名称、数量与请领单 (2)无误后装入专用周转箱或转运车,周转箱或转运车有醒目标识,由专人转运至手术部门;手术部门专人确认接收、核对无误后签字 (3)下送人员带回发放清单交发放人员保存备查,并具有可追溯性
4. 整理环境和用物:	整理和清洁发放用物,如有特殊情况做好交接班
5. 注意事项	1. 凡发出的手术器械包,即使未使用,一律不得返回无菌物品存放区 2. 下送人员应平稳转运,轻拿轻放,防止器械损坏或包装破损。做好交接

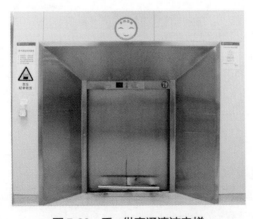

图 7-22 手 - 供直通清洁电梯

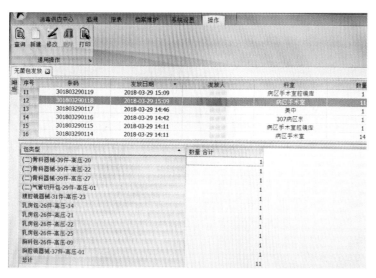

图 7-23　信息追溯系统发放

（三）精密手术器械发放

精密手术器械是指其本身结构精细、复杂、易损，对清洗、消毒、灭菌处理有其特殊技术要求的一类医疗器械。鉴于精密手术器械的特性，操作时要注意轻拿轻放，动作轻柔（表 7-5）。

表 7-5　精密手术器械发放操作

操作步骤	操作要求及质量标准
1. 操作前准备	1. 着装符合无菌物品存放区工作要求。清洁工作服、工作鞋、戴圆帽（须遮盖全部头发）等，做好手卫生 2. 发放车架、转运车或密闭周转箱、精密手术器械、物品清单，备手消毒剂等（图7-24）
2. 发放前评估	1. 评估密闭转运车或周转箱是否清洁,配备足量 2. 评估手术室物品申请单已预订,并通过审核 3. 评估待发放的器械数量是否充足
3. 发放	1. 确认无菌物品包的有效性:检查每个器械包外化学指示标识合格、包装完好、在有效期内、标识项目清晰齐全可追溯等 2. 信息追溯系统发放（图7-25） （1）电脑处于发放界面,扫描器械包条形码至请领手术器械部门 （2）核对无误后与发放清单一起放入专用周转箱（周转箱有醒目提醒标识,如某专科精密器械、轻拿轻放、严禁堆叠受压等） （3）采用专用下送车由专人转运至手术部门,或通过专用直通电梯发放（必要时发放人员电话通知做好交接） 手术科室专人接收、核对确认无误后签字

续表

操作步骤	操作要求及质量标准
3. 发放	(4)下送人员带回发放清单交发放人员保存备查,并具有可追溯性(也可采用无纸化管理) 3. 手工记录发放: (1)发放人员根据手术部门请领单,核对无菌物品名称、数量与请领单 (2)无误后装入专用周转箱(周转箱有醒目提醒标识,如某专科精密器械、轻拿轻放等),或密闭转运车内由专人转运至手术部门;手术科室专人确认接收、核对无误后签字 (3)下送人员带回发放清单交发放人员保存备查,并具有可追溯性
4. 整理环境和用物	整理和清洁发放用物,如有特殊情况做好交接班
5. 注意事项	1. 凡发出的精密手术器械包,即使未使用,一律不得返回无菌物品存放区 2. 下送人员应平稳转运,轻拿轻放,防止器械损坏或包装破损。做好交接

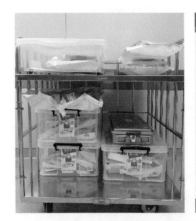 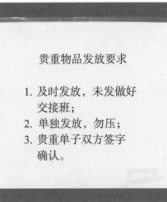

图 7-24　无菌精密手术器械、密闭周转箱及提醒标识

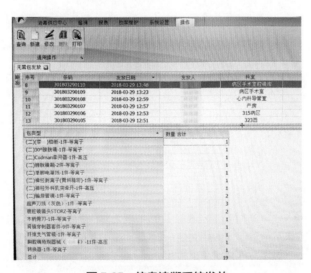

图 7-25　信息追溯系统发放

（四）一次性无菌物品发放

主要是针对一次性使用的医用耗材，如：输液输血器、注射器、纱布等无菌物品的发放（表 7-6）。

表 7-6　一次性无菌物品发放操作

操作步骤	操作要求及质量标准
1. 操作前准备	1. 着装符合无菌物品存放区工作要求。清洁工作服、工作鞋、戴圆帽(须遮盖全部头发)等,做好手卫生 2. 转运车、密闭箱、一次性无菌物品、物品申领单,备手消毒剂等
2. 发放前评估	1. 评估密闭转运车或周转箱是否清洁,配备足量 2. 评估临床科室及手术室一次性无菌物品申请单已预订,并通过审核 3. 评估待发放的一次性无菌物品数量是否充足
3. 打印发放清单	接收并打印各科室一次性使用无菌物品预约清单
4. 装车核对	1. 拆除一次性无菌物品外包装进入无菌物品存放区(建议分类分架储存,一定基数储备) 2. 核查一次性无菌物品质量是否合格,包括物品名称、规格、数量、有效日期,有无破损、污渍等 3. 根据预约申领清单将和物品分装至密闭转运车或周转箱内;再次核对无误后清单放入转运车
5. 下送	1. 专人专车,按预设路线有序发放到相应临床科室(有条件也可通过物流系统发放),接收人员确认签字 2. 发放人员带回发放清单保存备查
6. 整理和清洁发放用物	做好物品整理及发放用具清洁,如有特殊情况做好交接班
7. 注意事项	1. 凡发出的一次性物品,即使未使用,不得再放回无菌物品存放区 2. 及时反馈使用过程中发生不良事件,并停止使用该批号物品,做好登记,汇报护士长和相关部门,及时取样送检,不得擅自处理

第三节　无菌物品管理的常见问题及处理

一、问题

（一）手卫生不到位

工作人员在接触、发放、与临床交接无菌物品时未洗手或手消毒;工作人员在无菌物品装车过程中未洗手或手消毒;临床工作人员未执行手卫生、带着污染手套或用潮湿的手接触无菌物品。潮湿或不清洁的手对无菌物品会造成污染。造成手卫生不到位的原因,可能由于未提供便利的洗手和手消毒条件;工作人员洗手依从性不高,态度上不重视,没有认识到手卫生对无菌物品的意义；管理上未制定相关制度，培训不到位，监督力度不够。

（二）储存分类不清

无菌物品混放没有分类放置，无菌物品消毒物品混放。主要由于未对物品进行按专科、按内容分类管理，导致工作人员操作随意摆放；分类标识不健全或者无分类标识；物品未实现定点定位管理；工作人员未执行相关操作流程和按物品分类要求存放，导致物品放置混乱。

（三）无菌物品过期

对无菌物品基数未进行合理配置，临床请领无计划，导致数量过多而过期；物品未按照"先进先出"的原则摆放；发放时未严格执行查对制度；未定期盘库查询物品有效期；对使用量少的物品未采取管理措施；信息追溯系统不健全，对无菌物品有效期不能管理。

（四）无菌物品储存环境不符合要求

无菌物品存放架或存放柜未落实卫生清洁导致积灰积尘或发霉；湿式清洁未干燥存放无菌物品而导致其潮湿造成污染；工作人员不了解无菌物品储存环境的相关要求，夜间关闭空调系统；机械通风设备未落实设备维护保养。

（五）使用中不规范

使用前未检查灭菌有效期、灭菌标识；不了解或不知道化学指示卡的作用以及如何判断合格性；遇到湿包继续使用，不了解湿包的危害；接触无菌物品未执行手卫生。

（六）无专人管理

无专人管理无菌物品数量、使用情况；急救贵重物品无专人管理交接及记录；导致无菌物品遗失或使用后补充不及时。

二、对策

（一）提高医务人员手卫生依从性

通过组织学习，培训相关工作人员手卫生及消毒隔离相关知识，提高工作人员对手卫生的依从性；制定手卫生制度，加强督查操作人员手卫生依从性，使其在储存放置、发放、使用等接触无菌物品前洗手或手消毒；无菌物品存放区及下送车上配置快速手消毒剂，便于在无菌物品发放、交接时工作人员做手消毒处理。

（二）统一标识分类存放

无菌物品存放架或柜制定统一分类标识，复用无菌器械物品、一次性无菌物品、消毒物品等分区管理，对每类物品实现分架分柜分层标识管理；分区定点定位按标识要求分类存放，同时加强人员操作依从性的督查。

（三）遵循储存原则

工作人员按需或按计划领取或存放无菌物品；要求按灭菌日期先后顺序摆放无菌物品，使用时按照"先进先出"的原则；严格执行检查和盘库制度，杜绝出现过期物品；优化信息追溯管理系统，设置过期包预警查询及提醒功能，避免出现过期物品。

（四）专人专岗管理

无菌物品存放区有专人或班次定期核对无菌物品数量，关注每日无菌物品出库、使用情况及有效期，避免无菌物品库存不足或过剩情况；急救贵重物品每班清点交接，确保数量正确、在有效期内并做好交接记录。专人或固定班次做好清洁卫生工作，确保无菌物品存放区清洁、干燥。

（五）加强培训

联合医院感染控制部门或护理部对临床各科室感控小组及骨干人员在无菌物品的规范使用及使用后分类处理进行培训，再由感控小组、骨干人员对全科使用人员进行无菌物品使用的培训；对新进医院的医务人员、进修人员、实习人员在岗前培训时进行无菌物品使用及使用后处理等相关知识培训。

（六）增加与临床使用科室的沟通

建立临床使用沟通反馈制度，定期与临床使用者或管理者沟通，对无菌物品存在的问题及时进行原因分析和整改。同时加强对临床规范使用的督查，有问题及时反馈给临床，并关注整改的效果。

第八章

质量监测及追溯

学习目的

1. 掌握各类清洗、消毒、灭菌质量的监测方法。

2. 掌握各类监测产品及分类。

3. 掌握灭菌物品质量追溯的概念及意义。

4. 熟练掌握各类清洗、消毒、灭菌质量监测的操作方法；记录、存档方法。

5. 熟练掌握各类清洗、消毒、灭菌设备监测结果的处理。

6. 熟练掌握各类清洗、消毒、灭菌监测的记录、存档方法。

7. 熟练掌握灭菌物品召回的流程及改进方法。

学习要点

本章节阐述了清洗、消毒、灭菌质量监测的基本知识、操作方法及结果判断，质量追溯及召回的管理方法和技术操作要求。包括清洗质量监测的种类与原理；清洗质量日常和定期监测；湿热消毒和化学消毒监测与操作；压力蒸汽灭菌、干热灭菌、环氧乙烷低温灭菌、过氧化氢低温等离子体灭菌和低温甲醛蒸汽灭菌的质量监测操作。通过学习能够建立质量监测及追溯体系的概念，认识清洗、消毒、无灭菌质量监测的重要性，掌握质量监测及追溯的基本知识、操作方法和结果判断。

第一节 清洗质量监测

清洗质量直接影响后续的消毒、灭菌过程。大量研究证实，缺少有效可靠的清洗质量，消毒或灭菌工作可能失败，因此清洗质量监测尤其重要。

一、清洗质量监测方法及原理

开展器械清洗质量和清洗消毒设备性能、清洗用水的日常监测和定期监测，符合 WS 310.3—2016 的相关规定。主要包括每件器械的清洗质量目测检查；清洗设备运行物理参数监测及打印记录复核存档；每月抽查器械清洗质量及综合评价；定期使用清洗效果测试物监测等。

（一）目测方法

器械清洗质量日常监测方法为目测法，直接使用肉眼或借助带光源放大镜（图 8-1 和图 8-2）对清洗消毒后的每件器械进行检查，并记录不合格的情况。

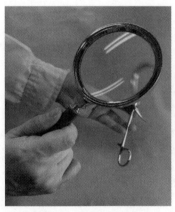 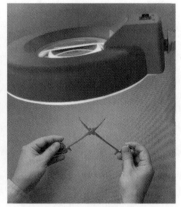

图 8-1　手持式放大镜　　　　图 8-2　带光源放大镜

（二）物理参数监测

应用物理参数监测方法进行机械清洗质量、清洗设备效能的评价和控制，通过观察设备显示屏参数或打印记录参数对清洗运行程序、温度、时间等进行监测。清洗设备每一次的运行，都要进行物理参数监测。

清洗设备物理参数的监测，可采用电子记录装置的监测方法。在清洗设备运行时，可将其与清洗器械一同放置在清洗舱内，记录清洗过程的温度、时间和水压情况。应根据不同清洗设备功能进行物理参数监测。

清洗设备安装、移位、大修后的检测应遵循设备使用手册。

（三）清洗效果测试物

清洗效果测试物是采用监测产品进行清洗质量定性或定量分析的监测方法。一般来说，对于医疗器械清洗效果的评价主要是肉眼结合带光源放大镜观察；而对于清洗消毒器的清洗效果可选用人工血污染物和清洗效果测试物等评价。清洗效果测试物使用方法包括以下内容。

1. **标准污染物测试**　使用标准污染物（图 8-3）进行挑战或验证。按照 ISO 15883-1 清洗效果试验方法，取羊血制成人工血污染物，将测试物彻底清洁干燥，在室温下用刷子把试验污染物涂在普通外科器械表面的结合处。试验污染物的总用量应为清洗器清洗阶段总用水量的 0.05%，每个托盘水平和随意放置 20 个样本，清洗完毕后，用肉眼判断，至少 95% 的测试物品不存在可见的残留试验污染物。对于微创外科器械，污染物应充满内腔（但应保持通畅），用刷子将薄层血液刷在模拟物品外表面，清洗完毕后用肉眼进行观察。在测试物品的外表面应没有发现可见的残留试验污染物。目前有清洗效果测试物可使用，如 TOSI 等主要用于评价清洗设备的清洗效果。

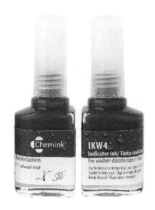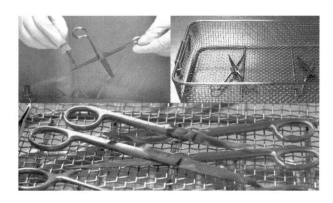

图 8-3　标准污染物

2. **蛋白质残留量测定**　蛋白质残留测试棒（图 8-4）主要用于评价测试器械物品的清洗效果。ISO 15883-5 提供的测试蛋白质的方法有茚三酮法，双缩脲法，OPA 法等。血液，蛋白质等是医院有机污染物中的主要成分，黏附性强，且血液中的主要成分为血红蛋白，因而残留蛋白质的测定是评价清洗效果的主要方法。

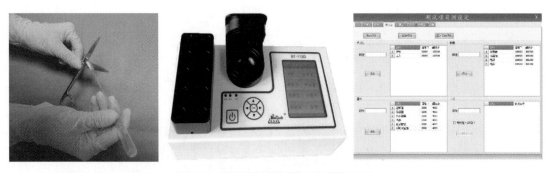

图 8-4　蛋白残留测试棒和培养阅读器

3. **潜血测试**　潜血测试（图 8-5）是利用血红蛋白中的含铁血红素有类过氧化物酶的活性的特点，在酸及过氧化氢的作用下，与血红蛋白作用，产生变色反应，来检查器械上残留血迹存在与否。残留血测试只对血液敏感，干扰因素比较多，残留血测试的方法与残留蛋白质法比较，其准确及敏感度存在差异，尚未有相关的使用标准，但价格低廉，容易获取，是对器械清洗质量初筛常用方法。

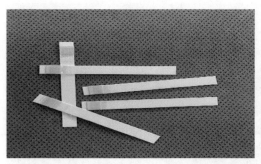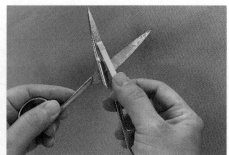

图 8-5　潜血测试纸

4. **ATP 三磷酸腺苷监测或 ATP 生物荧光检测法**　ATP 三磷酸腺苷监测含高能磷酸键的有机化合物，存在于所有活的生物细胞中。测试涂抹棒和灌洗液中的 ATP，以间接反映微生物水平。ATP 生物荧光检测法测试时需添置专门设备（图 8-6）；需要细胞存在（真核细胞或原核细胞）；如仅有蛋白质或碳水化合物存在，无法检出 ATP。

原理是利用荧光素酶在镁离子、ATP、氧的参与下，产生激活态的氧化荧光素，放出光子，产生 560nm 的荧光，在裂解液的作用下，细菌裂解后释放的 ATP 参与上述酶促反应，用荧光检测仪可定量测定相对光单位值（RLU），从而获知 ATP 的含量，进而得知细菌含量。ATP 法目前主要用于环境清洁程度、内镜清洁和器械清洗效果的评价。

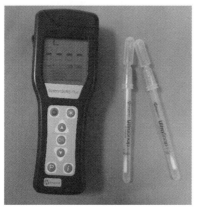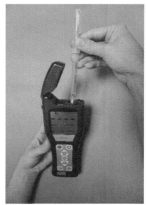

图 8-6　手持式 ATP

（四）生物膜测法

模拟人体体液、血液组成的生物膜测试片（图 8-7），与器械同时清洗，观察生物膜残留，用以检测清洗效果。

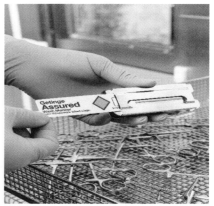

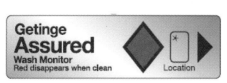

图 8-7　生物膜测试卡（STF 卡）

（五）其他测试方法

主要包括微生物学测试、清洗用水的电导率测试，以及硬度、PH 值等测试。

二、器械清洗质量监测操作

器械清洗质量监测可以分为日常监测和定期抽查。普通器械检查的平均照度为750lx，精密器械检查的平均照度为 1 500lx。

（一）日常监测

1. 器械清洗质量日常监测方法

（1）目测：按照 WS 310.3—2016 的要求，每件清洗后的器械、器具和物品都应目测检查。目测是目前公认的一种清洗效果监测方法，操作简单，易于执行。

器械、器具和物品在检查包装时，应目测检查清洗后的器械表面及其关节、齿纹应光洁，无血渍、污渍、水垢等残留物质和锈斑。以确保清洗质量和后续的灭菌成功。

应确保每一件清洗消毒后的器械经过目测检查。材质表面光滑的器械如盆、盘、碗等，可通过肉眼直接观测检查；管腔器械可以采用专用探条进行检查。

（2）放大镜（带光源）：精密器械、复杂器械、器械关节或细小缝隙处，以及目测不能确认清洗效果时，应使用带光源放大镜检查，以提高检查效果；带光源的放大镜可分为台式（图 8-8）和夹式（图 8-9）两种，一般放大镜的放大倍数为 4 ~ 6 倍，精密器械的检查应适当提高放大镜的倍数。清洗后的器械表面及其关节、齿纹应光洁，无血渍、污渍、水垢等残留物质和锈斑。以确保清洗质量和保证灭菌成功。

带光源的放大镜每日使用前应用低落絮擦布蘸取清水擦拭放大镜的塑材部分，用无水乙醇擦拭放大镜镜面，并检查关节部分的灵活度，定期使用润滑剂保养关节处。

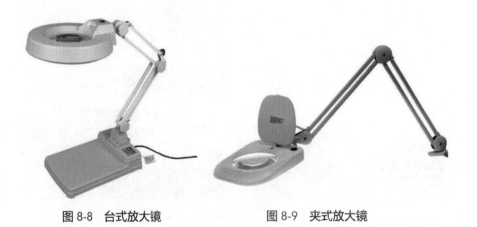

图 8-8　台式放大镜　　　　图 8-9　夹式放大镜

2. 操作方法

（1）评估：清洗质量的日常监测是目测和 / 或借助带光源的放大镜，对清洗后的物品进行清洗质量监测。在操作前应确保相关设备设施齐全，待检查的物品应清洗、消毒、干燥完毕。

（2）操作

1）打开带光源放大镜，备用。

2）将清洗、消毒、干燥完毕的器械物品放置在检查包装台上，待检。

3）目测的方法：器械检查顺序，先逐件检查器械表面；再检查器械手持的部位处；

最后检查器械功能部位,如关节、齿纹、缝隙或管腔等。

4)带光源放大镜的方法:难以用肉眼观察的复杂器械物品和部位,如关节、齿纹、缝隙或管腔等。可用带光源放大镜观察;可将同种类、同型号器械成组后在放大镜下检查,器械成组检查时不宜超过5件。

5)管腔器械可用专用探测物或棉签擦拭观察。

(3)注意事项

1)应确保相关检查设备、设施功能完备,符合行业标准中的要求。

2)确保每件器械经过检查。

3)重点检查关节、齿纹、缝隙等复杂部位。

4)工作区域照明应符合精密器械检查最低照度要求。肉眼难以观察的器械物品应配合使用带光源放大镜检查。

(4)结果审核及处理

1)合格标准为:清洗后的器械表面及其关节、齿纹应光洁,无血渍、污渍、水垢等残留物质和锈斑;清洗质量合格的器械可以进入包装环节。

2)不合格器械应视污染器械重新清洗消毒。肉眼可观测到的血渍、污渍应返回去污区重新进行清洗消毒处理。

(5)标识及表格

1)清洗质量不合格的器械物品应放在有不合格标识的容器中。

2)记录不合格器械物品的信息。

(二)定期抽查

1. **器械清洗质量定期抽查方法** 定期抽查是作为日常监测的有效补充。按照 WS 310.3—2016《医院消毒供应中心》第 3 部分的要求,每月应至少随机抽取 3~5 个待灭菌包内全部物品的清洗质量,检查内容同日常监测,并记录监测结果。

定期抽查与日常监测的检查内容和监测方法(以目测和/或借助带光源放大镜)保持一致,并将检查内容记录在案。如发现清洗不合格,应分析原因,并采取相应措施提高清洗合格率。

定期抽查也可采用定量或半定量检测的方法,对诊疗器械、器具和物品的清洗效果进行评价。

2. **操作方法**

(1)评估:清洗质量的定期抽查与日常监测方法应保持一致,即目测和/或借助带光源放大镜,在操作前应确保相关设施设备齐全;待检查的物品应清洗、干燥完毕。

(2)操作

1)包装完成的器械包,随机抽取 3~5 个不同类型的待灭菌包进行定期清洗质量检查。

2）使用目测和/或带光源放大镜进行监测，操作流程与日常监测相同。

（3）注意事项

1）待灭菌包的选择应做到随机性和代表性。

2）定期清洗质量的抽查人员可与日常监测的人员不同。

3）监测时要保证光线亮度达到要求。

4）监测步骤同日常监测方法及操作。

（4）结果审核与处理

1）采用目测方法，合格标准为：清洗后的器械表面及其关节、齿纹应光洁，无血渍、污渍、水垢等残留物质和锈斑。

2）记录检查结果，如出现清洗不合格物品，应分析清洗不合格原因，并制定相应改进措施。

3）定期监测应结合日常监测的结果进行综合分析。

（5）标识及表格

1）详细记录包内所有物品的清洗质量监测结果。

2）检查结果至少保留半年以上。

3）定期抽查与日常监测的方法与项目具有一致性，利于综合分析清洗质量问题。

三、清洗消毒器设备性能检测

清洗消毒设备性能应综合分析评定，主要根据设备运行中显示的参数，并结合器械清洗质量的目测检查、清洗效果测试物监测结果、清洗用水监测等情况。

根据 WS 310.3—2016 规定，应开展器械清洗、消毒设备性能的日常和定期监测。

清洗用水是影响器械清洗消毒质量和设备性能的主要因素，根据 WS 310.3—2016 规定，应建立日常和定期的清洗用水监测。根据清洗用水质量状况综合分析和评价设备性能。

（一）清洗设备日常监测

清洗设备日常监测目的是确保在每日工作中，清洗消毒器能够维持良好工作状态，及时发现和纠正问题。主要采用物理参数监测方法，进行设备运行质量的控制。

1. **评估** 清洗设备运行前水源、电源等符合技术要求和运行条件；依照设备说明书开机工作后，应无报警等异常情况出现。

2. **操作**

（1）清洗操作人员按照清洗设备的使用说明，检查设备运行条件正常；对物品进行正确分类装载，符合清洗分类和装载操作要求；依据操作规程，选择正确的清洗程序；物品清洗完毕后，自动打印该批次清洗运行的物理参数和运行情况。

（2）检查包装区人员复核清洗、消毒相关的参数，应符合操作规程质量标准，并记录结果。

3. 注意事项

（1）注意保证合理装载，并选择正确的清洗程序参数。

（2）对于特殊物品的清洗，应选择专用清洗装置或清洗架以保证清洗质量。

（3）物品清洗完毕后，应即时检查物理参数和运行情况。

4. 结果审核与处理

（1）清洗批次的物理参数应在程序设置的正常范围内。

（2）清洗程序的参数值未达正常范围、清洗程序故障、未达到消毒效果，均视为清洗失败，物品应重新进行清洗，设备应检修；

（3）清洗不合格应分析原因，并采取相应的措施。

5. 标识及表格　每次即时打印和记录清洗消毒器的运行参数、运行情况和清洗效果，资料至少保留半年以上。

（二）定期监测

根据 WS 310.3—2016 规定，对清洗消毒器的清洗效果可每年采用清洗效果测试指示物进行监测。使用清洗效果测试物对清洗设备的性能进行检测，操作方法和结果判定应遵循生产厂家的使用说明或指导手册。

1. 评估　清洗设备应按照生产技术要求的水源、电源等符合运行条件；依照设备说明书和技术要求工作后应无报警等异常情况出现。根据所用清洗效果测试指示物产品说明书、指导手册、操作规程等，进行物品准备。

2. 操作

（1）选择清洗效果测试物，符合操作规程要求。

（2）清洗效果测试物放置或采样点，应于每层清洗架最难清洗的位置，如清洗设备的四角处，一般放在清洗架对角放置，每层交叉即左上角对右下角，或右上角对左下角，在两层交叉摆放的中间一层，选择清洗架两侧边中间位置。也可以根据需要多点放置测试物采样（图 8-10）。

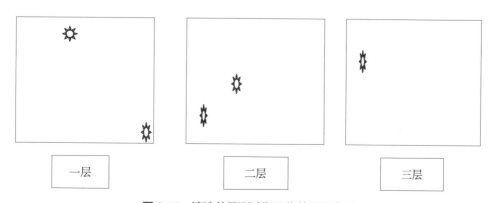

图 8-10　清洗效果测试指示物放置示意图

（3）运行结束后，取出清洗效果测试物，或者选取相应位置上的器械进行测试，评价清洗效果。

（4）具体操作按照生产厂商的使用说明书或指导手册进行并符合操作规程。

3. 注意事项

（1）选择适合清洗消毒设备功能的清洗效果测试物。

（2）应结合清洗消毒设备厂商的要求进行设备性能的检测。

4. 结果审核与处理　根据清洗效果测试物的判断指引进行结果判断，清洗效果不合格可与工程师联系进行设备检修。

5. 标识及表格　将定期监测结果详细记录。

（三）首次、改变器械物品清洗装载或清洗程序的监测

根据 WS 310.3—2016 规定，器械物品的清洗装载或清洗程序发生改变时，应进行清洗效果监测。表现为改变器械物品清洗时的装载方式，更换清洗剂、改变清洗过程的时间或温度等参数；采用目测方法并结合清洗效果测试物进行清洗效果的监测。

1. 评估　首次清洗的器械物品、首次采用（或改变）的装载方式、装载量和程序需进行清洗效果监测和评价；保证清洗装载操作规范化。

2. 操作

（1）器械摆放符合要求，关节充分打开，以保证水流可以充分接触器械物品表面。

（2）按照所使用的清洗效果测试物产品说明书进行清洗装载；清洗后采样、监测或送检。

3. 注意事项

（1）清洗消毒器设备的程序和参数设定，应符合法规和操作规程，符合产品设计能力。

（2）清洗消毒器更新运行参数、更换清洗剂、改变消毒参数或装载方法等时，应遵循生产厂家的使用说明或指导手册进行检测，清洗消毒质量检测合格后，清洗消毒器方可使用。

4. 结果审核与处理

（1）所用清洗效果测试物监测结果合格，目测清洗质量检查符合要求，检测结果为合格；如目测质量检查结果与清洗效果测试物测试结果不相符时，应进行综合判断，找出原因。

（2）监测合格，应及时补充新的程序和清洗装载方法，修订技术操作规程，也可制成图片，规范操作。

5. 标识及表格　监测结果应记录并留存。

（四）设备安装、移位、大修后效果监测

遵循生产厂家对设备的检测要求，按照设备安装 / 使用手册中的项目进行监测，并符合有关法律法规的要求。清洗消毒设备的检测方法包括以下原则：

1. 检测设备条件是否与产品设计要求一致。如供电、供水、水压、排水等。

2. 监测设备正确安装后，在给定条件下运行时的状况。包括启动前和程序运行中，运行结束是否符合厂家的产品设计，包括设备程序设置、清洗时间、消毒时间、温度，显示屏指示、指示灯显示位置、打印记录功能、警报复位按钮等。

3. 清洗消毒器的性能检测。即设备正确安装并在给定条件下运行时，其清洗消毒效果符合要求。可遵循 EN 15883—5 或 YY 0734—1 标准进行检测，通过目测监测、物理监测、清洗效果测试指示物检测方法综合评价分析。

4. 大修后的检测内容和方法应根据生产厂家的要求进行效果确认。

5. 任何监测均应由有资质的单位或厂家指定的专业人员在给定的条件下进行，并使用符合有关法律法规或厂家规定的检验设备及检验方法，所有原始资料均应记录并存档备查。

6. 测试表格记录内容可遵循清洗消毒设备厂家维修和测试的项目，或参考本章有关 EN 15883 条款设备效能测试程序表中的项目。

（五）清洗水质的监测

1. **监测要求** 每日应进行纯化的水监测。质量标准符合 WS 310.2—2016 规定，电导率 ≤ 15μS/cm（25℃）；监测数据应记录；监测记录包括：监测日期、监测设备名称、监测项目、监测结果、监测人签名等。

2. **测试方法**

（1）设备自动测试系统观察：指通过设备自带的测试系统，观测电导率（图 8-11）。并可同时观测相关水压力、温度等数据；监测操作应遵循设备使用说明，测试系统显示的参数应符合设备设计能力；应于每天开启设备后，进行观察和记录；如测试不合格，应及时查找原因，调整再生制水系统，例如加盐再生处理，清洗滤器、更换滤膜等措施。

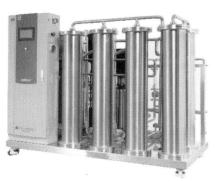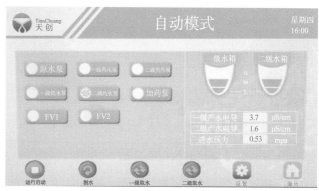

图 8-11　水处理设备自带测试系统

（2）其他测试仪器和方法测试：可采用电导率测试仪测试电导率。可采用 pH 测试卡评价氢离子含量，纯化的水符合 WS 310.1 的要求。

第二节 消毒质量监测

器械物品检查包装前应进行消毒，以保障操作人员与环境的安全。一些器械物品经过消毒后会直接用于患者，因此，消毒是重要的质量控制环节，应根据使用的消毒方法进行消毒效果监测，如湿热消毒、化学消毒等。消毒监测方法和质量标准应符合 WS 310.3—2016 中消毒质量监测的相关规定。

一、湿热消毒监测及操作

CSSD 湿热消毒常用设备有 2 类，一是采用清洗消毒器，二是煮沸消毒设备。

（一）质量要求

WS 310.3—2016 规定应监测、记录每次消毒的温度与时间或 A_0 值。监测结果应符合 WS 310.2 的要求。应每年检测清洗消毒器的温度、时间等主要性能参数。应符合生产厂家的使用说明或指导手册的要求。WS 310.2—2016 5.4.3 及 ISO 15883-1：2006 规定消毒后直接使用的诊疗器械、器具和物品，湿热消毒温度应 ≥ 90℃，时间 ≥ 5min，或 A_0 值 ≥ 3 000；消毒后继续灭菌处理的，其湿热消毒温度应 ≥ 90℃，时间 ≥ 1min，或 A_0 值 ≥ 600（表 8-11）。

表 8-1 湿热消毒的温度与时间

湿热消毒法	温度 /℃	最短消毒时间 /min
消毒后直接使用	93	2.5
	90	5
消毒后继续灭菌处理	90	1
	80	10
	75	30
	70	100

A_0 值是用来描述热力消毒过程是否有效，或者达到何种等级的一个常用标量。A 值是指在特定的 Z 值条件下，为达到特定的消毒水平，在 80℃下所需要的等效时间，常使用分钟或秒来表示。一般当 Z 值为 10℃时，即消毒对象为嗜热脂肪杆菌芽孢时所对应的

A 值，就是 A_0 值。热力消毒质量的控制，主要是控制消毒的温度和时间。在 A_0 值评价系统中，凡要达到一定等级的 A_0 值，均需要配合适当的温度和时间，温度越高、时间越短；反之温度越低、时间越长。表 8-2 可以总结两者之间和 A_0 值的关系。

表 8-2　A_0 值与时间 / 温度的对应关系

温度 /℃	A_0 = 60	A_0 = 600	A_0 = 3 000
75	190s	32min	158min
76	151s	25min	126min
77	120s	20min	100min
78	95s	16min	79min
79	76s	13min	63min
80	60s	10min	50min
81	48s	477s	40min
82	38s	379s	32min
83	30s	301s	25min
84	24s	239s	20min
85	19s	190s	16min
86	15s	151s	13min
87	12s	120s	10min
88	10s	95s	475s
89	8s	76s	378s
90	6s	60s	300s
91	5s	48s	238s
92	4s	38s	189s
93	3s	30s	150s
94	2s	24s	119s
95	2s	19s	95s

注：根据 ISO 15883-1，-3：2006 编制该表。

（二）监测方法

有两种方法可以直接检测 A_0 值，一种方法是通过清洗消毒器自带的探头对温度和时间进行记录，该方法的优点是方便、经济；缺点是不一定准确、需要定期校验；另一种方法是通过专用产品进行测试，如 A_0 值记录装置或温度记录产品等，在设备运行时将监测产品放入设备中，运行结束后取出观测。

1. **日常监测**　每次消毒设备运行时，通过设备自动测试打印记录，观察消毒维持的时间和温度，或 A_0 值；应符合消毒质量标准。

2. **定期监测**　每年应对消毒设备的消毒时的温度、消毒时间进行一次检测；新安装的设备和大修后设备也应该进行上述参数的检测，检测方法与检测结果应符合生产厂家的使用说明书或指导手册中的要求；应每年检测清洗消毒器的主要性能参数，检测结果应符合生产厂家的使用说明或指导手册的要求。

3. **结果审核与处理**　检测不合格，应及时查找原因；消毒后直接使用的物品应重新消毒处理。

4. **记录**　消毒质量记录的项目和内容包括监测日期、消毒设备号、消毒温度、消毒时间或 A_0 值。使用监测产品进行湿热消毒监测，应记录测试产品名称，测试结果。消毒监测记录保存时间为 ≥ 6 个月。

二、化学消毒监测及操作

化学消毒剂必须以足够浓度在适当温度下保持与所有表面接触特定时间，才能达到消毒的要求。不同种类的消毒剂所需的浓度、温度及暴露时间不同，必须严格按照消毒产品卫生许可批件中的规定使用并按要求监测浓度，包括使用中的注意事项。

（一）质量要求

符合《医疗机构消毒技术规范》（WS/T 367—2012）规定消毒剂使用浓度或产品说明书的要求。酸化水质量检测符合 WS 310.2—2016 附录 C：酸性氧化电位水应用指标与方法。

（二）监测方法

1. 日常监测

（1）常用含氯消毒剂应每次配制后监测其浓度并及时记录。

（2）酸性氧化电位水应每日在开机后进行监测内容包括。

1）有效氯含量试纸检测方法；应使用精密有效氯检测试纸，其有效氯范围应与酸性氧化电位水的有效氯含量接近，酸化水含氯有效氯含量为 60mg/L ± 10mg/L。具体使用方法见试纸使用说明书。

2）pH 试纸检测方法；应使用精密 pH 检测试纸，其 pH 范围与酸性氧化电位水的 pH 接近，pH 范围 2.0 ~ 3.0。具体使用方法见 pH 试纸使用说明书。

3）氧化还原电位（ORP）的检测

①可在设备自动监测仪上直接检测读数方法；氧化还原电位（ORP）≥ 1 100mV。

②取样时开启酸性氧化电位水生成器，等到出水稳定后，用100ml小烧杯接取酸性氧化电位水，立即进行检测。氧化还原电位检测可采用铂电极，在酸度计"mV"档上直接检测读数。具体使用方法见使用说明书。

2. **定期监测**

（1）酸性氧化电位水定期监测残留氯离子 < 1 000mg/L。监测方法根据 WS 310.2—2016 附录 C 酸性氧化电位水应用指标与方法。

（2）其他所用消毒剂根据所使用消毒剂的稳定性，按照《医疗机构消毒技术规范》（WS/T 367—2012）要求进行定期监测。

3. **记录** 应记录消毒剂监测日期、消毒剂名称、具体监测的浓度等项目、监测结果、监测人签名等；监测记录留存 ≥ 6 个月；监测不合格应立即纠正后使用。

三、器械消毒效果监测

经过消毒后可直接用于患者的器械物品应定期进行消毒效果测试。如呼吸机管路及其配件。

（一）监测方法

1. 应每季度进行消毒效果的监测；由检验室进行微生物监测。

2. 监测方法遵循《医院消毒卫生标准》（GB 15982）中的要求。

3. 消毒后直接使用物品应每季度进行监测，监测方法及监测结果应符合 GB 15982 的要求。每次监测 3 ~ 5 件有代表性的消毒物品。

（二）结果审核与处理

监测结果不合格，应从清洗、消毒方面查找原因并改进；保证消毒器械质量合格。

（三）记录

消毒效果的监测应记录监测时间、监测物品、监测方法、监测项目和结果等并留存检验科检验报告。记录保存时间为 ≥ 6 个月。

第三节　灭菌质量监测

灭菌过程无法用肉眼或其他直接的方法进行监测，只能通过间接的手段对其过程进行监控，最终确保灭菌质量的合格。灭菌质量的监测包括物理监测、化学监测和生物监测。这三种监测各有特点，必须综合分析三种监测方法的结果，以保证灭菌的合格。

一、监测方法及分类

（一）物理监测

物理监测指通过灭菌器设备自动控制系统对关键物理参数进行监测和记录的方法。以压力蒸汽灭菌为例，每次灭菌循环开始至结束应连续监测压力蒸汽灭菌的关键物理参数包括温度、时间和压力。自动控制系统能适时显示和记录运行中以上参数的变化，及时发现灭菌失败。物理监测其局限性是灭菌器自动控制系统的温度探头一般位于排气口上方，无法监测包裹中心部位温度，监测结果只能反映灭菌器室内空间的温度，如局部灭菌物品装载过密，则该部位的实际温度可能比显示的温度低。另外，物理监测的缺陷也包括了探头等需要定期校验。物理监测很重要，但物理监测不能代替化学监测和生物监测。

（二）化学监测

化学监测指利用某些化学物质对某一杀菌因子的敏感性，使其发生颜色或形体改变，以指示杀菌因子的强度（浓度）和／或作用时间是否符合灭菌处理要求的制品。化学监测能帮助发现因不正确的包装、不正确的装载和灭菌器故障等引起的灭菌失败。化学监测的优点是：直接考核每个包裹的灭菌情况并可马上显示监测结果，如是多参数化学指示物可同时反映多个灭菌参数的最低要求，无需添置专用设备。其局限性是化学监测"合格"并不能证明该监测物品无菌。必须强调化学监测仅是整个灭菌质量考核体系中的一部分，应同时结合物理监测、生物监测来综合评价灭菌过程的有效。

（三）生物监测

生物监测是唯一含有活的微生物（芽孢）对该灭菌过程进行监测和挑战的监测技术。它能够直接反映该灭菌过程对微生物的杀灭能力和效果，是最重要的监测手段。因为灭菌过程的目的就是要杀灭微生物，灭菌过程最大的挑战来自于对该灭菌过程有最大抗力的芽孢。灭菌器效能和灭菌循环参数的设定都是基于对特定芽孢的杀灭，所以在灭菌监测的工作中生物监测是其他方法不可替代的最重要的监测方法。但生物监测也不能代替物理监测和化学监测。

二、监测产品及分类

（一）化学指示物

ISO 11140-1：2005 将化学指示物分为 6 类，该分类方法和我国现行的方法有不同之处。在我国将化学指示物分为包外化学指示物（图 8-12）和包内化学指示物，其中 B-D 测试作为专门的一项被单独列出。国际上现已通行 6 类分类法，包括 B-D 测试。值得注意的是，在国际分类体系中，这 6 类化学指示物之间没有高低好坏的概念，类别本身仅表示该化学指示物应该如何使用、有何特点、在使用时有何意义、注意的要点是什么等等。下面就以压力蒸汽和环氧乙烷灭菌为例，针对各类化学指示物的国际分类和其特点进行介绍。

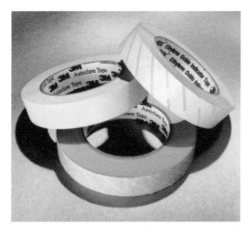
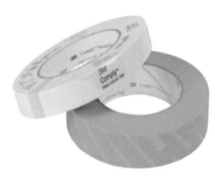

图 8-12 不同灭菌方式包外指示胶带

1. **第 1 类** 过程指示物（process indicators）用于每个待灭菌的单位外（如包，容器）以证明该单位已经暴露于灭菌过程和用于分辨已处理和未处理灭菌单位的化学指示剂。常用产品包括化学指示胶带、纸塑包装袋上的化学变色块，生物菌管外标签上的染料块，监测信息记录卡上的染料条等。在我国，该类化学指示物一般较笼统的称为包外化学指示物。依照 ISO 11140-1：2005 中的要求，医疗机构中常用的 3 种灭菌方法的过程指示物技术参数如下。

（1）压力蒸汽灭菌用化学指示物

1）暴露于干热 140℃±2℃、30min±1min 下，应不变色或变色不完全。

2）饱和蒸汽（含液态水量不超过 3%，下同）条件下，121℃+3℃完全变色时间不应少于 3min，134℃+3℃则不应少于 0.5min。

3）饱和蒸汽条件下，121℃+3℃完全变色时间不应超过 10min，134℃+3℃则不超过 2min。

（2）环氧乙烷灭菌用化学指示物

1）暴露于温度 60℃±2℃、相对湿度 ≥ 85%，没有环氧乙烷气体存在的情况下，90min±1min 内，应不变色或变色不完全。

2）环氧乙烷气体浓度为 600mg/L±30mg/L 饱和蒸汽、温度 30℃±1℃、相对湿度 60℃±10% 条件下，完全变色时间不应少于 5min±15s，但不应超过 30min±15s。

3）环氧乙烷气体浓度为 600mg/L±30mg/L 饱和蒸汽、温度 54℃±1℃、相对湿度 60%±10% 条件下，完全变色时间不应少于 2min±15s，但不应超过 20min±15s。

2. **第 2 类** 用于特定试验的指示物（Indicators for use in specific tests），主要包括 BD 测试（图 8-13）等装置。使用在某种特定测试过程的化学指示物。

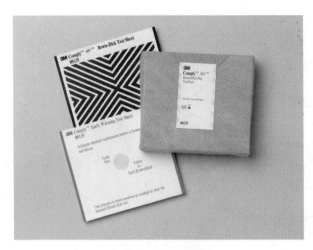

图 8-13　BD 测试包

我国对于 BD 测试包《消毒技术规范》（WS/T 367—2012）的要求为：由 100% 脱脂纯棉布折叠成长 30cm ± 2cm、宽 25cm ± 2cm、高 25 ~ 28cm 大小的布包裹；将专门的 B-D 测试纸，放入布测试包的中间；再用双层 100% 纯棉布，经纬线为 5.5mm，包裹整个测试包。最后用指示胶带进行封贴。测试包的重量为 4kg ± 5% 或用一次性 BD 测试包。美国 ANSI/AAMI ST79：2006 是迄今为止最为权威和详尽的关于医疗机构中压力蒸汽灭菌保障的规范，其中对于 B-D 测试包的要求和技术参数和我国《消毒技术规范》（WS/T 367—2012）相同。

在欧洲，EN 285 中 B-D 测试包的技术参数是：选取大小约为 90cm × 120cm 的纯质白棉布，经线每厘米织数为 30 ± 6，纬线每厘米织数为 27 ± 5。全新状态和每次使用后的棉布都需进行彻底清洗，且不能使用织物洗涤柔顺剂。每次清洗后棉布需自然晾干，在 15 ~ 25℃温度条件下，30% ~ 70% 相对湿度环境中放置 1 小时。用放置后的棉布打制成长宽约 30cm × 22cm，高约 25cm 的测试包，重量为 7kg ± 10%，将 B-D 测试纸放于测试包中，并用指示胶带封贴。

在 ISO 11140-4：2007 中，B-D 测试包的技术要求和 EN 285 相似，仍为敷料包制成，重量为 7kg 左右。在 ISO 11140-5：2007 中，B-D 测试包的制作要求与我国《消毒技术规范》（WS/T 367—2012）和 ANSI/AAMI ST79：2008 相同，以 4kg 左右的敷料包为测试方法。

B-D 测试的标准测试要求和操作流程为：灭菌器充分预热后，在空锅状态下，B-D 测试包水平放于灭菌柜内灭菌层架的前底层，靠近柜门与排气口底前方（或由灭菌器厂商指定的最难灭菌处）；柜内除测试包外无任何物品；134℃，3.5 ~ 4min 后，测试结束后，取出 B-D 测试纸，观察颜色变化均匀程度进行判断。

3. 第 3 类（图 8-14）　单参数指示物（single parameter indicators），只对灭菌过程中

一个关键参数进行反应的化学指示物，化学终点到达提示灭菌过程中所监测的关键参数达到预设标准。以压力蒸汽灭菌为例，一般地其只能反映温度是否到达，不能反映温度持续的时间。

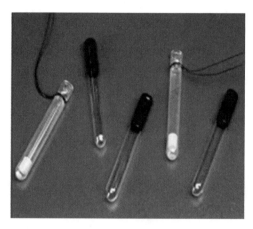

图 8-14　单参数指示物

依照 ISO 11140-1：2005 中的要求，单参数化学指示物在单个参数的技术要求上和多参数化学指示物（下文详述）保持一致，一般来讲可有下列 3 项：

（1）明确其能测定哪一项关键参数（通常为温度）。

（2）所有测定关键参数的设计及误差应符合技术要求。关键参数的技术要求（表8-3）。

（3）应明确所测定参数的数值，例如，某一温度熔化管，应明确是用于测定压力蒸汽灭菌"温度"这一关键参数；又如产品设计的熔化温度为 121℃，则根据表 1 有关温度误差最大为 −2℃ 的要求，管内指示物在 119℃ 以下不应熔化，而在 121℃ 或以上时必须熔化。

表8-3　单参数及多参数化学指示物中关键参数的技术要求

灭菌方法	时间 /min	温度 /℃	气体浓度 /(mg·L⁻¹)	相对湿度 /%
压力蒸汽	SV − 25%	SV − 2	—	—
干热	SV − 25%	SV − 2	—	—
环氧乙烷	SV − 25%	SV − 2	SV − 25%	> 30%

4. **第 4 类（图 8-15）**　多参数指示物（multi-parameter indicators），对灭菌过程中两个或者两个以上关键参数进行反应的化学指示物，化学终点到达提示灭菌过程中所监测的

关键参数达到预设标准。该类化学指示物在我国的分类中属于包内化学指示物。

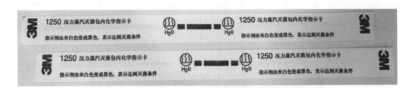

图 8-15 多参数指示物

依照 ISO 11140-1：2005 的要求，多参数化学指示物在性能设计上也有类似的要求，通常为以下 3 项：

（1）该类化学指示物至少应反映两个或者两个以上影响灭菌质量的关键参数。

（2）每个关键参数的设计及误差应符合表 8-3 所列的要求；

（3）应明确每个关键参数的数值，如压力蒸汽灭菌所用化学指示物在 121℃和 20min 条件下变色完全。根据表 1-3 的要求，该指示物应在饱和蒸汽，119℃（121—2℃）和 15min（20—2×0.25min）的条件下，应变色不完全。

5. 第 5 类（图 8-16） 综合指示物（Integrating Indicators），对灭菌过程中特定周期范围内的所有关键参数进行反应的化学指示剂，在所标注的使用情况下，其性能模拟监测该灭菌过程的微生物的性能。依照 ISO 11140-1：2005，应对第 5 类化学指示物的严格技术要求。

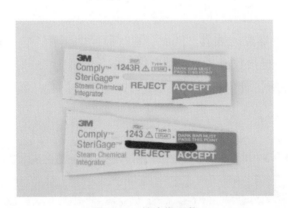

图 8-16 综合指示物

（1）压力蒸汽综合化学指示物必须在特定参数下通过合格线或达到终点，提示有效的暴露于灭菌循环。

（2）在 121℃下的宣称参数必须明确指出，且不能低于 16.5min。

（3）在暴露于 121℃±0.5℃，121℃宣称参数中时间的饱和蒸汽条件下，综合化学指示物必须达到或者超过其终点（合格循环）。

（4）在暴露于 121℃±0.5℃，121℃宣称参数中时间的 63.6% 的饱和蒸汽的条件下，综合化学指示物必须不能达到其终点（失败循环）。

（5）指示物的终点必须在饱和蒸汽条件下，于 135℃±0.5℃和一个或者多个在 121～135℃范围内的等间距温度点上进行确认。

（6）综合化学指示物温度系数 ≥ 6℃，但是 < 14℃，且按照最小二乘法线性回归得到曲线的相关系数 ≥ 0.9。

（7）当综合化学指示物在温度为 135℃±0.5℃，时间为 135℃条件下宣称时间的 63.6%（已确定）的状态下，综合化学指示物必须提示失败结果（失败循环）。

（8）当综合化学指示物在宣称的温度下，时间到达宣称值的 63.6% 的状态下，综合化学指示物必须提示失败结果（失败循环）。

（9）当暴露于干热状态下 137℃±1℃、30min±1min，指示物不能提示终点达到。

6. 第 6 类 模拟指示物（emulating indicators）对灭菌周期规定范围内所有评价参数起作用的指示物，其标定值以所选各灭菌周期的设定值为依据。第 6 类的化学指示剂是周期确认型的化学指示剂，在实际使用时需要每一种不同的循环就使用相应的化学指示剂进行监测。另外第 6 类化学指示剂不能模拟生物指示剂的性能，而且受灭菌循环中准备阶段的影响非常大，在医院的使用意义相对有限，在美国国标 ANSI/AAMI ST79：2006 中没有放入。

上述各类化学指示物中，除了第 2 类化学指示物较为特殊，其他所有的化学指示物通过包装材料分为包内和包外使用，在实际操作中包外化学指示物（第 1 类过程化学指示物）应该使用在每一个待灭菌的物品包装之外，包内化学指示物（第 3、4、5 和 6 类化学指示物）应使用在高度危险性物品的待灭菌包装内进行包内化学监测，其结果判读等应严格按照产品的使用说明和我国卫生部授予的卫生许可批件中的要求进行。

（二）生物测试物

生物监测区别于抽样无菌试验，这是两个不同的概念。生物监测是通过标准化的菌株和符合要求的抗力来考核整个负荷是否达到 SAL 10^{-6} 水平，而抽样无菌试验仅能说明受试灭菌包是否已达到无菌要求，并不能检查同一负荷的其他灭菌包。因此，在对灭菌物品进行灭菌质量监控时，决不能用抽样做无菌试验来考核整个负荷灭菌质量的好坏。

一般来讲，生物指示物有 3 种，即菌片条、密封安瓿和自含式生物指示物。

菌片条：传统生物指示剂，它将染有细菌的菌片放于密封的玻璃纸袋中，灭菌后通过无菌操作将它从袋中取出，并无菌移种菌片至自配的溴甲酚紫蛋白胨水培养基中，培养 7 天后观察结果。

密封安瓿：是将芽孢和染料配制成混悬液，封装在玻璃安瓿瓶中使用。由于芽孢封装于安瓿中，蒸汽不能直接接触到，故不宜用作压力蒸汽灭菌的生物监测。此方法一般用于蒸汽水浴清洗灭菌（安瓿或可保护菌液不受水的污染）和液体灭菌的生物监测。

自含式生物指示物：将菌片和预先装有培养液的安瓿一同放入塑料软管中。软管的顶端有一用滤纸片密封好的通气孔，对外界微生物进行阻隔，但是允许灭菌因子进入。灭菌后，压碎安瓿，将培养液和菌片混合在一起，培养48小时即可得到结果。与菌片条相比具有操作方便，并不需无菌移种和无菌配制培养基，可避免假阳性结果，且培养时间短。目前压力蒸汽灭菌和环氧乙烷等灭菌均有自含式生物指示物。在自含式生物指示物中，近年市场中出现一种快速生物指示物，仅需1～3h（用于压力蒸汽灭菌）和4h（用于环氧乙烷灭菌）就能得出监测结果。但是培养和判读的过程需要配备专门的培养阅读器。

生物监测是灭菌质量控制的关键，生物指示物的技术要求很严格。生物指示物有对应的国际标准，其中主要部分是ISO 11138-1，-2，-3，-4：2006等，针对概述，环氧乙烷，湿热，低温蒸汽甲醛灭菌中的生物指示物提出了明确的要求。生物指示物的质量和使用应包括以下方面。

1. 选择符合国际标准的生物指示物。

（1）压力蒸汽灭菌生物指示物（图8-17）的指示菌通常是嗜热脂肪杆菌芽孢（ATCC 7953），培养温度一般为56℃（快速自含式生物指示物为60℃）。我国国内标准：存活时间 ≥ 3.9min、杀灭时间 ≤ 19min（121℃），菌量为 $5 \times 10^5 \sim 5 \times 10^6$，D值为1.3～1.9min（121℃）；ISO标准：菌量 ≥ 1.0×10^5，D值 ≥ 1.5min（121℃）。

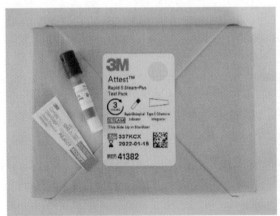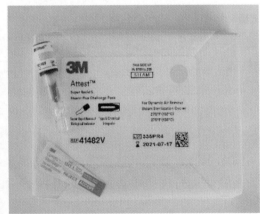

图8-17　综合挑战包

（2）环氧乙烷灭菌生物指示物的指示菌是枯草杆菌黑色变种芽孢（ATCC 9372），培养温度为37℃。ISO标准：菌量 ≥ 1.0×10^6，在54℃、50%～70% RH 和 600mg/L ± 30mg/L 的气体浓度下，D值 ≥ 2.5min，在30℃、50%～70% RH 和 600mg/L ± 30mg/L 的气体浓度下，D值 ≥ 12.5min。

（3）干热灭菌生物指示物的指示菌是枯草杆菌黑色变种芽孢（ATCC 9372），培养温度为37℃。美国药典标准：存活时间 ≥ 4min、杀灭时间 ≤ 30min（160℃）。

2. 检测和评估过程需要抗力检测器（biological indicator evaluator resistometer，pressured steam sterilization，BIER，下简称抗力检测器）。例如对压力蒸汽灭菌来说，抗力检测器的技术指标：时间控制以秒为单位；温度控制以0.1℃为单位；加热至预定温度的时间应 ≤ 10s；排气时间 ≤ 5s；试验期间柜室内温度误差 ≤ 0.5℃。

鉴于抗力检测器的精度要求非常高，一般的仪器和手段不能作为生物指示物的质量考核和参数计算。目前只有极少数厂商能够提供合乎要求的抗力检测器。

（三）灭菌过程验证装置

灭菌过程验证装置（PCD）在灭菌监测中其实早有运用，制作的16条手术巾的生物测试包就属于PCD的范畴。对于灭菌过程验证装置这一专门的提法，是近几年由于灭菌监测技术的提升和丰富，出现了一些新的技术（如化学PCD），而且标准中专有名词的规范统一，所以才一并称为灭菌过程验证装置，包括了生物PCD和化学PCD两种。

按照ISO/TS 11139中的定义，PCD即是对灭菌过程构成预设抗力的挑战装置，其用于评价灭菌过程效果。PCD最重要的特点是其对灭菌过程的挑战大于或者等于常规最难灭菌的物品对灭菌过程的挑战，并通过这种方式对灭菌过程进行考核，从而评价灭菌过程的有效性。

在ANSI/AAMI ST 79中，对于压力蒸汽灭菌过程中使用的生物PCD与我国生物PCD的标准保持一致，均由16条全棉手术巾组成。

在灭菌器的测试和批量监测中，还有管腔状PCD。关于管腔状PCD的使用历史可以追溯到30年前，用于低温蒸汽甲醛灭菌的验证和监测。当时最初的管腔状PCD长度为3m，内径为2mm，将菌片放置在管腔的中点。由于这样的长度无法直接放置在灭菌器腔体中，于是将其制作成螺旋状。在EN 867-5中提示其可以在低温蒸汽甲醛灭菌过程中模拟最难灭菌的装载，对灭菌过程进行验证。

管腔状PCD在本身的使用中也有很多特点，如：①简单易用；②在低温灭菌技术中能够得到非常好的运用，如低温蒸汽甲醛和环氧乙烷；③生物监测和化学监测都可以适用；④可以在一定程度上较好的模拟管腔器械；⑤在低温灭菌中是较成熟技术，但在压力蒸汽灭菌中的使用上仍然需要进行更多的试验和数据进行证实；⑥在国外大型灭菌器的标准和规范中目前尚未囊括。

依据WS 310.3—2016要求，PCD的选择原则和制作标准可以根据装载物品的情况，选择有代表性的PCD进行监测。PCD作为过程验证装置，其需要具备的两个基本特点就是对待灭菌物品有代表性和有挑战性。敷料装置PCD可以很好代表待灭菌的敷料、手术器械和一般的管腔器械；管腔状PCD对管腔器械有更好的代表性，但对敷料、手术器械的代表性较差。鉴于压力蒸汽灭菌主要灭菌敷料、手术衣、手术器械等，一般很少灭菌复杂的管腔器械，因此，一般可以用16条41cm×66cm的全棉手术巾制成23cm×23cm×15cm大小的生物或化学测试包或PCD，作为压力蒸汽灭菌的常规PCD。

ANSI/AAMI ST 41医疗机构中环氧乙烷灭菌安全性和有效性中，包括了环氧乙烷灭菌的挑战型生物PCD和常规监测生物PCD。对于挑战型生物PCD来说，由四条大小约为45cm×76cm纯棉布手术巾，两支生物指示剂，两支可以放置生物指示剂的注射针筒，成人口腔气管，一支长25cm左右、内径约5mm、厚度约0.16mm的橡胶管，两张长宽均约为61cm的棉布作为包布共同组成，空锅进行。对于常规监测生物PCD来说，由一条常规使用的手术巾（长边折叠为3份，短边折叠为3份，形成九层的厚度），一支生物指示剂，一支可以放置生物指示剂的注射针筒，一支化学指示剂，一只纸塑包装袋进行封装组成。在进行常规生物监测时，将这样的常规生物PCD放置在待灭菌物品的中央，在满负荷状态下进行测试，旨在对物品进行批量监测放行和该负荷灭菌质量的考核。

ANSI/AAMI ST 79和我国对于压力蒸汽灭菌生物PCD的标准保持一致。其PCD由16条全棉手术巾组成，每条41cm×66cm，将每条手术巾的长边先折成3层，短边折成2层然后叠放，做成23cm×23cm×15cm大小的测试包，作为生物PCD监测。

三、压力蒸汽灭菌监测操作

压力蒸汽灭菌器一般分为脉动预真空和下排气两种模式。其中又按腔体的内部体积大小，分为大型压力蒸汽灭菌器和小型压力蒸汽灭菌器（体积小于60L）。对压力蒸汽灭菌的监测和操作包括如下：

（一）物理监测

物理监测作为灭菌器本身自带的监测技术，对压力蒸汽灭菌过程来说，是最基础、最重要的监测手段之一。物理监测不合格，即使化学和生物监测合格，也应认定该批次灭菌不合格。

1. **评估** 物理监测关键参数主要包括压力、温度和时间等。物理监测数据均可以通过压力蒸汽灭菌器本身的探头进行记录，并反映在灭菌器上，形式包括：数字式或模拟式等，数据能长期保存，不可更改。记录应包括整个灭菌周期所有压力关键转换点的数值。正常视力的人员，在25cm左右距离应能容易的读取记录。进行物理监测数据的判定之前，应认真按照厂商使用说明的要求正确使用压力蒸汽灭菌器，并经过相关的岗位培训，学会正确的判读物理监测参数。

2. **操作**

（1）按照灭菌器生产厂商的使用说明书进行正确的灭菌循环选择。

（2）灭菌结束后，核对灭菌周期的压力、温度和时间等数据。

（3）物理监测参数在正常范围值内，应签名确认，并保存记录。

3. **注意事项**

（1）应按照生产厂商的使用说明书对压力蒸汽灭菌器进行正确的操作和使用。

（2）没有物理监测功能的压力蒸汽灭菌器不应使用。

（3）每次灭菌应连续监测并记录灭菌时的温度、压力和时间等参数。温度波动范围在+3℃以内，时间满足最低灭菌时间的要求，同时应记录所有临界点的时间、温度与压力值，结果应符合灭菌的要求。

（4）完成灭菌周期后，物理监测数据不合格的，该灭菌批次认定为失败。

4. **结果审核与处理** 按照 WS 310.3—2016 和生产厂商的使用说明，对物理监测进行判读。合格的物理监测数据，应作为灭菌过程监测数据中的重要组成部分，与其他监测手段共同对灭菌质量进行评价；不合格的物理监测数据，应认定为该灭菌批次灭菌失败，该批次的所有物品应重新进行灭菌处理，并分析原因进行改进，直至监测结果符合要求。

5. **标识及表格** 应记录压力蒸汽灭菌器每次运行情况，包括灭菌日期、灭菌器编号、批次号、装载的主要物品、灭菌程序代码、主要运行参数、操作员签名或代号，及灭菌质量的监测结果等，并存档保存至少 3 年以上。

（二）B-D 测试

压力蒸汽灭菌过程中，冷空气的存在会严重影响灭菌质量，导致灭菌失败。Bowie Dick 测试（以下简称为 B-D 测试）主要针对灭菌过程中冷空气排出效率的标准化测试，专用于预真空压力蒸汽灭菌器。

1. **评估** B-D 测试作为脉动预真空压力蒸汽灭菌器中，抽真空效果的测试，需要在每日灭菌工作开始前进行，确保灭菌器良好的工作性能。操作前，灭菌器应按照厂商的使用说明进行正确的操作，并按照《医疗机构消毒技术规范》要求制作标准的测试包或符合要求的一次性 B-D 测试包。

2. **操作** B-D 测试的标准（图 8-18）测试要求和操作流程为：充分预热后，空锅状态，放置在压力蒸汽灭菌器排气口上方（或由灭菌器厂商指定的最难灭菌处），134℃，时间不超过 3.5 分钟。测试结束后通过观察 B-D 测试纸的颜色和均匀程度进行判断。制作方法可参考图 8-15。

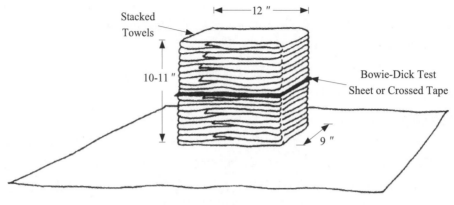

图 8-18　自制 B-D 测试包示意

3. 注意事项

（1）预热：B-D 测试前必须有预热过程，充分的预热是 B-D 测试成功的关键，而不充分的预热可能造成假阳性。充分的预热也有助于排出管道里的残留空气。

（2）空锅状态：B-D 测试一定是空锅情况下的测试，任何多余的负载会导致结果无效。测试方法。因为只有在一个测试包存在的情况下，才可以保证如果有冷空气存在即能被测试包探测到。

（3）位置：放在最难灭菌的位置，通常称为"冷点"。这样的位点是冷空气最容易残留的点（图 8-19）。当出现抽真空不彻底时，漏气时（一般为靠近门处），有不可冷凝气体时，最先出现测试阳性结果。但是值得注意的是，测试时不能接触灭菌器腔体内壁，这样会造成超高热现象，造成测试结果不准确。

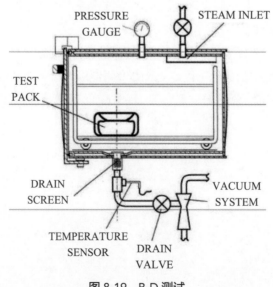

图 8-19　B-D 测试

（4）时间：测试时间首选为3.5分钟。B-D测试探测的是温度的差值，通过差值来体现是否有冷空气的存在。延长的测试循环，可以通过更长的循环时间将这样的温度差消除掉，从而不能正确的反映测试结果。

4. **结果审核与处理** 一般来说，通过的测试结果为棕黑色至黑色，颜色均匀一致见（图8-20）；典型的失败测试结果为中央出现浅色光亮区域，周围颜色比中央深见（图8-21）。

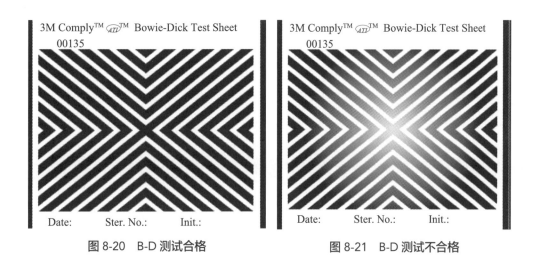

图 8-20 B-D 测试合格　　　　　　图 8-21 B-D 测试不合格

B-D测试出现失败后，可重复一次，如再次B-D测试不合格，该灭菌器应该停止灭菌工作，并进行检修查找。

5. **标识及表格** 记录B-D测试结果，并保留3年以上。

（三）包外化学监测

1. **评估** 包外化学监测作为灭菌包裹是否暴露灭菌过程的标志，每一个待灭菌包裹均应使用。包外化学指示物的长度适中，易于判读。

2. **操作**

（1）选择合适长度的胶带。

（2）灭菌后，判断灭菌指示物的变色是否达到预定指示效果。

3. **注意事项**

（1）应按照产品说明书正确使用，在有效期内使用；指示胶带存放应避光、避湿、避热等。

（2）应注意胶带本身在灭菌后是否完整，是否存在闭合处开裂。是否存在湿包。

（3）判断灭菌指示物变色的过程中，色泽是否达到要求，各染色条变色是否均匀。

（4）如果透过包装材料可直接观察包内化学指示物的颜色变化，则不必放置包外化学指示物。

4. **结果审核与处理** 根据厂家说明书判定包外化学指示胶带颜色变色符合要求，变色不均匀或不彻底，该包裹不可发放，应重新打包灭菌。

（四）包内化学监测

1. **评估** 包内化学监测作为灭菌包是否灭菌合格的依据，高度危险性物品包内应放置包内化学指示物，置于最难灭菌的部位。包内化学监测用于判断每个灭菌包的灭菌情况。

2. **操作**

（1）按照产品说明书的要求，将包内化学指示物放于每一个待灭菌的高度危险性物品内部。

（2）包内化学指示物应置于最难灭菌部位；闭合式包装，一般应放置在整个包的几何中心如敷料包、纸塑包装和手术器械筐等；对于硬质容器，应将包内化学指示物置于容器的对角，如有多层，每层均应放置两片包内指示物于对角；包内化学指示物应尽量靠近难灭菌器械的部位。

3. **注意事项**

（1）应选择有安全评价报告的产品。

（2）必须使用完整的包内化学指示物，不得任意裁剪。

（3）注意冷凝水对包内化学指示物染料的影响，以避免出现假阳性。

（4）不管包裹大小，每个待灭菌的高度危险性物品包内均应放置包内化学指示物。

（5）任何化学指示物不能代替生物监测。

（6）化学 PCD 必须选择第 5 类和第 6 类化学指示物。

（7）采用快速压力蒸汽灭菌程序灭菌时，应直接将一片包内化学指示物置于待灭菌物品旁边进行化学监测。

4. **结果审核与处理** 使用者打开包裹后，首先观察包内化学指示物颜色是否达到产品规定要求，如变色合格，则该包裹可以使用；如变色不合格，该包裹不能使用，并退回消毒供应中心重新清洗、包装、灭菌，并分析变色不合格原因。

5. **标识及表格** 包内化学指示物不需要粘贴在患者手术护理单上。

（五）生物监测

1. **评估** 生物监测是通过标准化的菌株和符合要求的抗力来考察整个灭菌装载是否达到无菌保障水平的监测技术，是灭菌监测中最重要的监测方法。应每周监测一次。灭菌植入物应每批次进行生物监测，生物监测合格后，方可放行。

2. **操作**

（1）选择嗜热脂肪杆菌芽孢菌片制成标准生物测试包或生物 PCD，或使用一次性标准生物测试包，对灭菌器的灭菌质量进行监测。

（2）生物标准试验包具体制作：至少将一支生物指示物置于标准试验包的中心部位。标准试验包由 16 条 41cm×66cm 的全棉手术巾制成。制作方法：将每条手术巾的长边先折成 3 层，短边折成 2 层，然后叠放，制成 23cm×23cm×15cm 大小的测试包或选择一次性标准生物测试包（图 8-22）；紧急情况灭菌植入物，可在上述生物标准试验包内加用第 5 类化学指示物。小型压力蒸汽灭菌器一般无标准生物测试包，应选择灭菌器常用的、有代表性的灭菌包制作生物测试包，置于灭菌器最难灭菌部位。

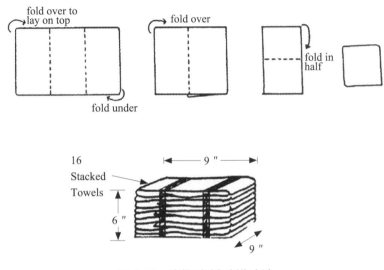

图 8-22 生物测试包制作方法

（3）标准生物测试包应放在灭菌器内最难灭菌处，一般压力蒸汽灭菌器为排气口上方或灭菌器厂家建议的最难灭菌位置；常规监测灭菌器（包括小型灭菌器）应处于满载状态，生物测试包应平放。

（4）必须选择同批号生物指示剂作为对照，且对照管必须为阳性。灭菌完毕 56℃±1℃培养 7 天（自含式生物指示物按产品说明书执行），观察培养结果。

（5）阳性对照组培养阳性，试验组培养阴性，判定为灭菌合格。阳性对照组培养阳性，试验组培养阳性，则灭菌不合格。

（6）对于紧急灭菌植入物，打开生物测试包先观察第 5 类化学指示物；第 5 类化学指示物合格可作为提前放行的标志；继续培养生物指示物，并将结果及时通知使用部门。

3. 注意事项

（1）必须选择有安全评价报告的生物指示剂和生物测试包（生物 PCD），或选择合格的一次性测试包。

（2）生物指示剂和制成的标准生物测试包的抗力必须符合《消毒技术规范》对生物指示剂的菌量和抗力要求。

（3）自含式生物指示剂应参照使用说明进行操作，不需要进行阴性对照。

（4）如果一天内进行多次生物监测或一天内有多台灭菌器进行生物监测，且生物指示剂为同一批号，则只设一次阳性对照即可。

（5）任何生物指示剂呈阳性结果（有菌生长）时，并排除人为因素和生物指示剂原因，均应认为是灭菌失败。

（6）化学 PCD 不能代替每周一次的常规生物监测和植入物合格放行。

（7）采用快速压力蒸汽灭菌程序灭菌时，应直接将一支生物指示物，置于空载的灭菌器内，经一个灭菌周期后取出，规定条件下培养，观察结果。

（8）除外每周一次的生物监测和植入物放行必须进行生物监测，也可按照灭菌装载物品的种类，选择具有代表性的化学 PCD 进行灭菌效果的监测。化学 PCD 必须选择第 5 类和第 6 类化学指示物，生物 PCD 可以代替化学 PCD，但化学 PCD 不能代替生物 PCD。化学 PCD 的制作同标准生物试验包。

4. **结果审核与处理** 普通生物指示剂可通过肉眼进行判读，如培养基变为黄色，则生物指示剂监测为阳性；如培养基颜色不变，则生物指示剂监测为阴性。生物监测不合格时，应尽快召回上次生物监测合格以来所有尚未使用的灭菌物品，重新处理，并分析不合格的原因，改进后，生物监测连续 3 次合格后，B-D 测试也连续 3 次合格后该灭菌器方可使用。若使用快速生物监测技术，应按照厂商的使用说明书进行操作和结果判读。

5. **标识及表格** 应记录生物监测的阳性对照和试验组培养结果，并保留 3 年以上。对于生物监测阳性结果，也应记录在案并记录分析阳性结果原因。

（六）灭菌设备新安装、移位、大修监测

在完成压力蒸汽灭菌器的安装、移位、大修，应进行物理监测、化学监测和生物监测。

1. **评估** 灭菌设备新安装、移位、大修后需要进行监测；经过监测后，压力蒸汽灭菌器才能再次承担灭菌工作。监测主要包括了相关循环的物理监测、化学监测、生物监测和 B-D 测试的结果（若该灭菌器为预真空或脉动真空式灭菌器）。

2. **操作** 安装、移位、大修后，灭菌器首先进行测漏程序，合格后在空锅状态下，连续进行 3 次 B-D 测试合格后，再连续运行 3 次灭菌程序，同时进行物理监测、化学监测、生物监测，合格后方可使用。

3. **注意事项**

（1）应咨询压力蒸汽灭菌器制造商明确大修定义。

（2）应保证在测试的过程中为空锅状态。

4. **结果审核与处理** 所有监测数据应按照灭菌器制造商使用说明书的要求进行，若出现监测结果不合格，则该次监测不通过，应再分析实际情况，找到原因并纠正后，重新进行该测试。

5. **标识及表格** 记录测试结果。

四、干热灭菌监测操作

（一）物理监测

物理监测是干热灭菌最重要的监测手段，干热灭菌的关键参数是温度和时间，只要确保干热灭菌的温度、时间达到标准规定的要求，才能保证灭菌的成功。干热灭菌的每灭菌批次应进行物理监测，进行物理监测数据的判定之前，应认真按照厂商使用说明的要求正确使用干热灭菌器，并经过相关的岗位培训，学会正确的判读物理监测参数。

1. **评估** 根据不同的物品，确定干热灭菌的关键参数。

2. **操作** 每次连续监测并记录每个灭菌周期的温度和时间。

3. **注意事项**

（1）不应选择不能进行物理监测数据并打印出结果的灭菌设备。

（2）灭菌结束后应尽快完成物理监测数据的检验工作，并签名确认。

4. **结果审核与处理** 物理监测数据的结果应按照设备厂商的使用说明、我国相关标准、安全评价报告等文件中涉及的内容进行判读。凡是物理监测数据不合格的，该批次灭菌应认定为失败。

5. **标识及表格** 物理监测结果应保存3年以上。

（二）生物监测

1. **评估** 应选择适宜的生物指示剂，干热灭菌采用枯草杆菌黑色变种芽孢菌片，生物监测应每周监测一次。

2. **操作**

（1）将枯草杆菌黑色变种芽孢菌片，制成标准生物测试包，置于灭菌器最难灭菌的部位，对灭菌器的灭菌质量进行生物监测，并设阳性对照和阴性对照。

（2）具体监测方法为：将枯草杆菌黑色变种芽孢菌片分别装入无菌试管内（1片/管）。灭菌器与每层门把手对角线内，外角处放置2个含菌片的试管，试管帽置于试管旁，关好柜门，经一个灭菌周期后，待温度降至80℃时，加盖试管帽后取出试管。在无菌条件下，加入普通营养肉汤培养基（5ml/管），36℃±1℃培养48h，观察初步结果，无菌生长管继续培养至第7日。

3. **注意事项**

（1）干热灭菌只有菌片，无自含式生物指示剂。

（2）新安装、移位和大修后的监测，应重复3次。

4. **结果审核与处理** 生物指示物结果判定应依照生产厂商的使用说明或安全评价报告的描述与要求进行。若出现不合格，该测试认定为失败，分析原因后予以纠正。

5. **标识及表格** 应将结果记录在案，并保留3年以上。

五、环氧乙烷低温灭菌监测操作

（一）物理监测

物理监测是所有灭菌过程中最基本的监测手段，能够反映最基本的灭菌情况。环氧乙烷灭菌的物理关键参数有：时间、温度、相对湿度和环氧乙烷气体浓度。

1. **评估** 根据不同环氧乙烷灭菌器的要求，制定物理监测参数，一般包括温度、时间、浓度、压力和相对湿度等。在进行物理监测数据的判定之前，应认真按照厂商使用说明的要求正确使用环氧乙烷灭菌器，并经过相关的岗位培训，学会正确的判读物理监测参数。

2. **操作**

（1）按照灭菌器生产厂商的使用说明书进行正确的灭菌循环选择。

（2）每次灭菌应连续监测并记录灭菌时的温度、压力、时间和相对湿度等灭菌参数，并打印物理参数的结果。

（3）灭菌结束后，认真核对物理监测数据。

（4）经判读后，物理监测数据应签名确认，并保存记录。

3. **注意事项**

（1）应按照厂商的使用说明书对环氧乙烷灭菌器进行正确的操作和使用。

（2）没有物理监测功能的环氧乙烷灭菌器不应使用。

（3）每次灭菌应连续监测并记录灭菌时的温度、压力、时间和相对湿度等灭菌参数。各参数的波动范围应符合厂商和相关标准的要求。

（4）经判读后，物理监测数据不合格的，该灭菌批次认定为失败。

4. **结果审核与处理** 物理监测数据的结果应按照设备厂商的使用说明、我国相关标准、卫生许可批件等文件中涉及到的内容进行判读。凡是物理监测数据不合格的，该灭菌批次应认定为失败。

5. **标识及表格** 物理监测结果应保存 3 年以上。

（二）包外化学监测

1. **评估** 用于每个待灭菌的单位外（如包裹、容器）以证明该单位已经暴露于灭菌过程和用于分辨已处理和未处理灭菌单位的化学指示剂。常用产品包括化学指示胶带、纸塑包装袋上的化学变色块等。

2. **操作** 一般环氧乙烷常用的包装材料为纸塑包装袋，其中含有环氧乙烷灭菌过程监测变色染料块。可用作包外化学监测，也可直接将指示胶带贴于包裹上。

3. **注意事项**

（1）在纸塑包装袋的使用中，由于不同纸塑包装袋的设计不同，经过灭菌后的颜色变化也可能不同，操作中应注意区分，不要混淆；

（2）在纸塑包装袋外，化学指示胶带应粘贴在塑料面，避免对灭菌剂的穿透造成影响和破坏纸面；

（3）闭合式包装方法的包裹，包外指示胶带可以作为封包方法进行操作。

（4）化学指示物储存环境应遵循产品说明书要求，在有效期内使用。

4. **结果审核与处理** 包外化学指示胶带上的染料应达到规定的颜色变化；纸塑包装袋的染料颜色变化应按照厂商的使用说明或安全评价报告的相关描述与要求进行。包外化学指示物，包括指示胶带或纸塑包装袋自带的变色块，如变色不合格，该灭菌包裹不得放行。

5. **标识及表格** 记录包外监测的结果，并留存 3 年以上。

（三）包内化学监测

1. **评估** 包内化学监测作为灭菌包裹是否灭菌合格的依据，每个灭菌物品包内最难灭菌位置应放置包内化学指示物；包内化学监测可发现不正确包裹、装载过密和灭菌器故障等，用于考核每个包裹的灭菌情况。

2. **操作**

（1）将一包内卡放于每一待灭菌物品包内。

（2）包内化学指示物应置于最难灭菌部位，闭合式包装，一般应放置在整个包裹的几何中心。

3. **注意事项**

（1）应选择有安全评价报告的产品。

（2）必须使用完整的包内化学指示物，不得任意裁剪。

（3）不管包裹大小，每个待灭菌的物品包内均应放置包内化学指示物。

（4）由于环氧乙烷灭菌参数不是很稳定，包内化学指示物的变色误差比较大。

（5）化学指示物储存环境应遵循产品说明书要求，在有效期内使用。

4. **结果审核与处理** 使用者打开包裹后，首先观察包内化学指示物颜色是否达到产品规定要求，如变色合格，则该包裹可以使用；如变色不合格，该包裹不能使用，并退回消毒供应中心重新清洗、打包灭菌，并分析变色不合格原因。

5. **标识及表格** 包内化学指示物不需粘贴在患者手术护理单上。

（四）生物监测

1. **评估** 环氧乙烷的生物监测应每灭菌批次进行，以有效确保关键参数，尤其是相对湿度等很容易出现变化的关键参数。如生物监测合格，可以认定该灭菌装载、灭菌质量符合要求。

2. **操作** 环氧乙烷测试包分挑战性生物测试包和常规生物测试包，前者主要用于对灭菌器的考核，后者作为平时的常规生物监测之用。挑战性生物测试包的制作方法：将一生物指示剂放于一个 20ml 注射器内，去掉针头和针头套，生物指示剂带孔的塑料帽应朝注射器针头处，再将注射器芯放在原位（注意不要碰及生物指示物）；另选一成人型气管插管或一个塑料注射器（内含化学指示卡），一个琥珀色乳胶管（25.4cm 长，0.76cm 内径，1.6mm 管壁厚）和 4 条全棉清洁手术巾（46cm×76cm），每条巾单先折叠成 3 层，再对折，即每条巾单形成 6 层，然后将叠好的巾单从下至上重叠在一起，再将上述物品放于巾单中间层，最后选两条清洁布或无纺布包裹，用化学指示胶带封扎成一个测试包见（图 8-23）。常规测试包的制作方法是：将一支生物指示物放入一支 20ml 的塑料注射器内，去掉针头和针头套，生物指示剂带孔的塑料帽应朝注射器针头处，再将注射器芯放在原位（注意不要碰及生物指示物）。选一条清洁全棉手术巾，长边折叠为 3，再折叠为 3，一共 9 层。将注射器和一片化学指示卡一同放入毛巾的中间层。再一起放入一剥离式包装袋内见（图 8-24）。也可选择一次性的常规生物测试包。

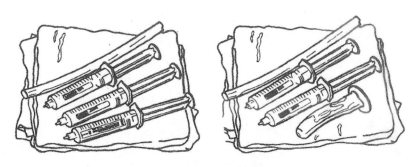

图 8-23　环氧乙烷挑战测试包

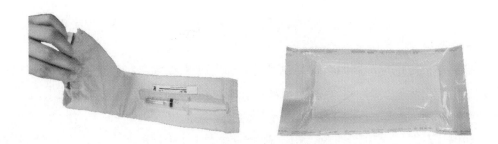

图 8-24　环氧乙环氧乙烷常规测试包

挑战性生物 PCD 应空载做，体积小于 453L 的灭菌器，选择一个挑战性生物测试包，置于灭菌器前部近门；体积小于 1132L 的灭菌器，选择二个挑战性生物测试包；体积小于 2264L 的灭菌器，选择三个挑战性生物测试包；体积小于 2858L 的灭菌器，选择四个挑战性生物测试包。常规生物 PCD 的放置为灭菌负荷的中央即可。

3. 注意事项

（1）应按照实际情况需要，正确选择挑战测试包或常规测试包，并依据灭菌器容积大小，确定合适的布点。

（2）在制作生物 PCD 时，注射器不应推进紧压生物指示剂。

4. **结果审核与处理** 灭菌结束后生物指示物应从生物 PCD 中取出，按照生产厂商的要求进行培养判读，并设立阳性对照。凡是出现阳性生物监测结果，该灭菌批次认定为灭菌失败，并应根据实际情况调查原因，并纠正。

5. **标识及表格** 生物监测的结果应记录在案，并保存 3 年以上。

（五）灭菌设备安装、移位、大修监测

灭菌设备的安装、移位、大修的监测，依据 YY 0503 和产品说明书对环氧乙烷灭菌器进行性能检测。使用前物理监测、化学监测和生物监测，重复三次，详细记录监测内容，并对设备和工作环境的环氧乙烷残留浓度进行监测。监测合格后，灭菌器方可使用。

（六）过氧化氢低温等离子体灭菌监测操作

1. **物理监测** 物理监测是过氧化氢低温等离子体灭菌的基础，只有有效地控制灭菌参数，才能保证灭菌的成功。

（1）评估：应正确评价所设定的灭菌参数是否符合厂商规定的要求。

（2）操作：每次连续监测并记录每个灭菌周期的临界参数如舱内压、温度、过氧化氢浓度、电源输入和灭菌时间等灭菌参数，灭菌参数应符合灭菌器的使用说明或操作手册的要求。

（3）注意事项

1）按照 WS 310.3—2016 标准和设备说明书对物理参数的数值进行判读。

2）灭菌结束后应尽快完成物理监测数据的检验工作，并签名确认。

（4）结果审核与处理：物理监测数据的结果应按照设备厂商的使用说明，我国相关标准，安全评价报告等文件中涉及到的内容进行判读。凡是物理监测数据不合格的，该灭菌批次应认定为失败。

（5）标识及表格：物理监测结果应保存 3 年以上。

2. **包外化学监测**

（1）评估：用于每个待灭菌的单位外以证明该单位已经暴露于灭菌过程和用于分辨已处理和未处理灭菌单位的化学指示剂，常用产品包括化学指示胶带。

（2）操作：一般过氧化氢低温等离子体灭菌常用的包装材料为 Tyvek，其中含有过氧化氢等离子灭菌过程监测变色染料块，可用作包外化学监测。也可直接将指示胶带贴于包外。

（3）注意事项

1）包外化学指示胶带只能作为灭菌过程的标志。

2）闭合式包装方法的包裹，包外化学指示胶带可以作为封包方法进行操作。

3）化学指示物储存环境应遵循产品说明书要求，在有效期内使用。

（4）结果审核与处理：包外化学指示物的颜色变化应按照生产厂家的使用说明进行判读。不合格的灭菌包不得发放。

3. 包内化学监测

（1）评估：包内化学监测作为灭菌包裹是否灭菌合格的依据，每个灭菌物品包内最难灭菌位置应放置包内化学指示物；包内化学监测可发现不正确包裹、装载过密和灭菌器故障等，用于考核每个包裹的灭菌情况。

（2）操作

1）将一包内卡放于每一待灭菌物品包内。

2）包内化学指示物应置于最难灭菌部位，闭合式包装，一般应放置在整个包裹的几何中心。

（3）注意事项

1）应考虑化学指示物在不同的过氧化氢低温等离子体灭菌器的兼容性。

2）化学指示物储存环境应遵循产品说明书要求，在有效期内使用。

（4）结果审核与处理：使用者打开包裹后，首先观察包内化学指示物颜色是否达到厂方规定要求，如变色合格，则该包裹可以使用；如变色不合格，该包裹不能使用，并退回消毒供应中心重新清洗、包装、灭菌，并分析变色不合格原因。

4. 生物监测

（1）评估：应选择符合标准的生物指示剂，过氧化氢低温等离子体灭菌的生物监测应每天至少进行一次灭菌循环的生物监测。生物监测结果，可以考核过氧化氢低温等离子体灭菌器的灭菌质量。

（2）操作：将生物指示剂放置于 Tyvek 内，常规监测放在负荷中间，包装材料 Tyvek 面朝上或咨询厂商选择适合该等离子灭菌器的标准生物 PCD。

（3）注意事项

1）目前国内无过氧化氢等离子生物指示物的标准。

2）目前还没有标准的生物 PCD 制作标准，应咨询厂商选择适合的 PCD。

3）常规监测应满载，放在负荷中间；新安装、移位和大修后的监测，应确保空锅测试。

4）目前国内使用嗜热脂肪杆菌芽孢和枯草杆菌黑色变种芽孢，应根据不同的微生物，选择适合的培养温度和时间。

（4）结果审核与处理

生物指示物结果判定应依照生产厂商的使用说明或安全评价报告中的描述与要求进行。若出现不合格，该测试认定为失败，分析原因后予以纠正。

（5）标识及表格：应将监测结果保存三年以上。

5. 灭菌设备安装、移位、大修监测 灭菌设备的安装、移位、大修的监测，依据 ISO

14937 及厂家说明书对过氧化氢低温等离子体灭菌器进行性能检测。使用前物理监测、化学监测和生物监测，重复三次，详细记录监测内容，监测合格后，灭菌器方可使用。

（七）低温甲醛蒸汽灭菌监测操作

1. **物理监测** 物理监测是低温蒸汽甲醛灭菌的基础，只有有效地控制灭菌参数，才能保证灭菌的成功。

（1）评估：应正确评价所设定的灭菌参数是否符合厂商规定的要求。

（2）操作：每灭菌批次应进行物理监测。详细记录灭菌过程的参数，包括灭菌温度、湿度、压力和灭菌时间等灭菌参数，灭菌参数应符合灭菌器的使用说明或操作手册的要求。

（3）注意事项

1）按照 WS 310.3—2016 标准和设备说明书对物理参数的数值进行判读。

2）灭菌结束后应尽快完成物理监测数据的检验工作，并签名确认。

（4）结果审核与处理：物理监测数据的结果应按照设备厂商的使用说明，我国相关标准，安全评价报告等文件中涉及的内容进行判读。凡是物理监测数据不合格的，该灭菌批次应认定为失败。

（5）标识及表格：物理监测结果应保存 3 年以上。

2. **包外化学监测**

（1）评估：用于每个待灭菌的单位外以证明该单位已经暴露于灭菌过程和用于分辨已处理和未处理灭菌单位的化学指示剂。常用产品包括化学指示胶带、纸塑包装袋上的化学变色块等。

（2）操作：可直接将包外化学指示胶带贴于包外或包装材料上的变色染料块，也可用作包外化学监测。

（3）注意事项

1）包外化学指示胶带只能作为灭菌过程的标志。

2）闭合式包装方法的包裹，包外化学指示胶带可以作为封包方法进行操作。

3）化学指示物储存环境应遵循产品说明书要求，在有效期内使用。

（4）结果审核与处理：包外化学指示胶带上的染料应达到规定的颜色变化。纸塑包装袋的染料颜色变化应按照厂商的使用说明或安全评价报告的相关描述与要求进行。包外化学指示物，包括包外化学指示胶带或纸塑包装袋自带的变色块，不合格的该灭菌包裹不得放行。

（5）标识及表格：记录包外化学监测的结果。

3. **包内化学监测**

（1）操作前评估方法：包内化学监测作为灭菌包裹是否灭菌合格的依据，每个灭菌物品包内最难灭菌位置应放置包内化学指示物；包内化学监测可发现不正确包裹、装载过密和灭菌器故障等，用于考核每个包裹的灭菌情况。

（2）操作

1）将一包内卡放于每一待灭菌物品包内。

2）包内化学指示物应置于最难灭菌部位，闭合式包装，一般应放置在整个包裹的几何中心。

（3）注意事项：化学指示物储存环境应遵循产品说明书要求，在有效期内使用。

（4）结果审核与处理：使用者打开包裹后，首先观察包内化学指示物颜色是否达到厂方规定要求，如变色合格，则该包裹可以使用；如变色不合格，该包裹不能使用，并退回消毒供应中心重新清洗、包装、灭菌，并分析变色不合格原因。

（5）标识及表格：使用者不用将包内卡粘贴在病人护理单上。

4. **生物监测**

（1）评估：应选择符合标准的生物指示剂，低温蒸汽甲醛灭菌的生物监测应每周进行一次。可用以考核低温蒸汽甲醛灭菌器的灭菌质量。

（2）操作：将嗜热脂肪杆菌芽孢生物指示剂放置管腔 PCD 内，或咨询厂商选择适合该灭菌器的标准生物 PCD。

（3）注意事项

1）目前国内无低温蒸汽甲醛灭菌生物指示物的标准。

2）应选择嗜热脂肪杆菌芽孢生物指示剂。

3）常规监测应满载，放在负荷中间。新安装、移位和大修后的监测，应确保空锅测试。

（4）结果审核及处理：生物指示物结果判定应依照生产厂商的使用说明或安全评价报告中的描述与要求进行。若出现不合格，该测试认定为失败，分析原因后予以纠正。

（5）标识及表格：应将监测结果记录保存三年以上。

5. **灭菌设备安装、移位、大修监测** 依据 EN 14180 和厂家说明书对低温甲醛蒸汽灭菌器进行性能检测。使用前物理监测、化学监测和生物监测，重复三次，详细记录监测内容，监测合格后，灭菌器方可使用。

第四节 质量追溯及召回

一、质量追溯的实施方法

（一）质量追溯要求

消毒供应中心应建立清洗、消毒、灭菌效果的监测制度并应符合 WS 310.3—2016 规定，主要包括：

1. 消毒供应中心应安排专人或专岗负责清洗、消毒、检查与包装、灭菌等全过程的质量监测工作。主要包括日常监测质量的复核；承担各项定期监测工作，结合日常监测的情况进行综合分析，总结并汇报主管领导；参与质量控制和管理，进行问题的分析和排除。质检人员应具备较高的专业知识与技能，满足质量监测工作的需要。

2. 开展器械清洗质量和清洗消毒设备性能、清洗用水的日常监测和定期监测，符合 WS 310.3—2016 4.2 的相关规定。主要包括每件器械清洗质量的目测检查；设备每次运行后物理参数打印记录复核和记录存档；每月抽查器械清洗质量及综合评价；定期使用清洗效果测试物进行的监测等。

3. 开展器械消毒效果、消毒剂、消毒设备效能的监测，符合 WS 310.3—2016 4.3 的相关规定。主要包括湿热消毒应监测、记录消毒的温度与时间或 A_0 值，应每年检测清洗消毒器的温度、时间等主要性能参数；化学消毒应监测消毒剂的浓度、消毒时间和消毒时的温度，并记录，结果应符合该消毒剂的规定；消毒后直接使用的物品应每季度进行监测。

4. 开展器械灭菌效果、灭菌设备效能监测，应符合 WS 310.3—2016 4.4 的相关规定。包括采用物理监测法、化学监测法和生物监测法，进行压力蒸汽灭菌的监测；干热灭菌的监测；环氧乙烷灭菌监测；过氧化氢低温等离子体灭菌的监测；低温蒸汽甲醛灭菌的监测。

5. 清洗、灭菌设备在新安装或移位、大修后应进行质量检测和校验，符合 WS 310.3—2016 的相关规定。监测包括设备所有程序的温度、时间或压力等关键参数，以及物品装载量及效果的监测。检测校验合格后方可使用。

6. 应建立清洗、消毒、灭菌操作的过程记录并存档，符合质量控制过程的可追溯要求。符合 WS 310.3—2016 的相关规定。

7. 应进行监测材料卫生安全评价报告及有效期等的检查，检查结果应符合要求。自制测试标准包应符合 WS/T 367 的有关要求。

（二）质量追溯实施

1. **清洗、消毒、灭菌操作的过程记录**　CSSD 应建立清洗消毒、包装、灭菌操作过程的详细记录。记录表格设计应体现工作流程中的关键参数，便于信息提取，查找质量问题。记录内容见各技能操作表格记录及使用和各监测操作记录章节。追溯使用的基本表格包括以下：

（1）污染物品回收清点记录。

（2）每批次清洗器械、器具、物品目测检查记录。

（3）灭菌器运行操作记录，记录运行观测和监测结果等内容；记录主要内容包括：包括灭菌日期、灭菌器编号、批次号、装载的主要物品、灭菌程序号、主要运行参数、操作员签名或代号、灭菌质量的监测结果等。打印的物理监测数据、曲线图应粘在记录表上存档。化学监测结果，可填写和粘在灭菌器操作记录表上存档。生物监测结果可填写和粘在灭菌器操作记录表上存档。

（4）湿包检查记录。

（5）灭菌物品发放记录（包括植入物）。

（6）一次性使用无菌物品、消毒产品、卫生材料、清洗剂等需有入库质量检查记录。

2. **清洗、消毒、灭菌质量监测记录** 根据 WS 310.3—2020 16 清洗、消毒监测资料和记录的保存期应≥6个月，灭菌质量监测资料和记录的保留期≥3年，存档记录包括以下：

（1）保存≥6个月的记录

污染物品回收记录；

无菌物品发放记录；

灭菌后湿包检查记录；

清洗消毒器记录仪打印的记录；

日常清洗质量检查记录；

留存每月应至少随机抽查3~5个待灭菌包内全部物品的清洗质量，并记录监测结果；

留存清洗效果测试指示物清洗检查记录，至少每年监测一次；

留存消毒后直接使用物品每季度消毒效果监测结果；由检验室出具微生物培养报告。

化学消毒剂监测记录；

清洗用水监测记录包括：纯化水电导率监测记录，酸化电位水日常监测记录；

一次性使用无菌物品、消毒产品、卫生材料、清洗剂入库质量检查记录；

岗位人员工作记录（排班记录）；

（2）保存≥3年的记录

留存各类灭菌器每次运行记录和监测结果（包括物理监测、生物监测、BD监测、植入物监测）。记录内容和结果可与操作记录合并；

留存植入物无菌物品发放记录；

妥善保存操作程序发生改变（更换清洗剂、消毒方法、改变装载方法等）效果监测结果。监测结果不符合要求，应有改进记录；

妥善保存设备新安装、更新、大修、检测记录；

妥善保存召回记录与改进总结；

3. **灭菌标识要求及内容**

（1）规范灭菌物品包外标识。标识内容：物品名称、检查包装者姓名或编号、灭菌器编号、批次，灭菌日期和失效期，利于物品的追溯。

（2）手术中使用灭菌包时，使用者除查看包外信息标识外，应检查并确认包内化学指示卡是否合格、器械干燥和洁净度，合格后方可使用。

（3）包外标识可自行设计，也可使用生产厂商提供的专用灭菌包外指示标识。由于带有染料的化学灭菌标识（含六项信息项目），可因保存环境或留存时间发生颜色的变化，易对该无菌包灭菌质量产生怀疑，故不建议粘贴在手术记录单上，如必须粘贴时，应注明此标识不作为最后灭菌合格记录依据，并签字。

（4）信息管理系统：使用无线射频识别（RFID）或条码技术，对消毒供应中心的无菌物品实施质量追溯管理。

4. 无菌质量放行及要求

（1）清洗质量不合格的器械、器具、物品不得进入包装程序，应退回去污区重新处理。

（2）待灭菌物品的包装质量不合格，包括包装材料、闭合性和密封性，不得进行灭菌程序。

（3）灭菌过程中物理参数不合格的灭菌物品视为灭菌失败，不得发放。

（4）包外化学指示物不合格的灭菌物品不得发放，包内化学指示物不合格的灭菌物品不得使用。

（5）植入物应在生物监测合格后，方可发放。紧急情况灭菌植入物时，使用含第5类化学指示物的生物PCD进行监测，化学指示物合格可提前放行，生物监测的结果应及时通报使用部门。

（6）生物监测不合格，应启动召回制度。

二、召回的要求及方法

（一）召回的原则

当无菌物品质量出现以下情况时应实施召回：

1. 根据WS 310.3—2016规定，生物监测不合格时，应通知使用部门停止使用，并召回上次监测合格以来尚未使用的所有灭菌物品。

2. 同一批次灭菌物品使用中发现多个化学包内卡指示变色不合格问题。

3. 临床出现感染问题，疑似的同批次、同品种或同规格的物品（包括一次性无菌物品）。

4. 临床反应多项同批次或同品种、规格的无菌物品材料及质量不安全问题。

同时应书面报告相关管理部门，说明召回的原因。相关管理部门应通知使用部门对已使用该期间无菌物品的患者进行密切观察。应检查灭菌过程的各个环节，查找灭菌失败的可能原因，并采取相应的改进措施后，重新进行生物监测3次，合格后该灭菌器方可正常使用。应对该事件的处理情况进行总结，并向相关管理部门汇报。

（二）召回的步骤

1. 实施召回

（1）确认生物监测不合格后，实施主动召回，或者根据临床使用问题报告实施被动召回。同时上报相关主管部门。

（2）根据物品灭菌过程记录、发放记录查找该批次灭菌不合格物品流向。

（3）立即通知使用部门停止使用，由消毒供应中心集中回收处理。

（4）召回上次监测合格以来尚未使用的所有灭菌物品。发出或未发出的质量不合格、不安全的无菌物品。

（5）消毒供应中心的上级主管部门护理部或医务处主管领导接到"灭菌物品召回报告"后，应尽快通知临床、医技等使用部门对已经使用该期间无菌物品的患者进行密切观察，发现感染等相关迹象时，应及时给予正确、恰当的处理，并按照医院的要求将感染病例或疑似感染病例报感染管理部门。

（6）感染管理部门应及时协助调查与处理，并对报告病例进行统计分析，将分析结果及时汇报医院领导，以便医院能迅速作出应急反应和相应的处理。

2. 书面报告

（1）召回物品后即刻以书面报告的形式向消毒供应中心的上级主管部门和领导报告。

（2）报告的内容可包括召回灭菌物品的时间段、数量、灭菌器的名称及编号、灭菌批次号、上次生物监测合格日期、召回的原因、可能使用不合格灭菌物品所涉及的部门或科室等。报告说明召回的原因和措施建议。

（三）召回事件调查方法

检查灭菌过程的各个环节，查找灭菌失败的可能原因。

1. 自查

（1）检查灭菌运行中的物理参数。

（2）生物监测操作流程，PCD 制作和放置是否符合标准。

（3）物品包装及装载量规范性，装载是否过满。

（4）化学监测是否合格。

（5）灭菌耗材和生物监测耗材质量，包括失效期、批号等。

2. 设备保障科室协助调查：

（1）影响灭菌质量因素，包括灭菌器及部件。

（2）水电气供给、蒸汽质量、排水管道等。

（3）灭菌及监测产品厂商协助分析原因。

3. 重新监测

（1）排除以上问题，预真空压力蒸汽灭菌器应再次进行生物监测，直到连续三次生物监测和三次 BD 测试合格后该灭菌器方可正常使用。

（2）同时进行常规物理监测和化学监测。

（四）召回事件总结改进

1. **进行书面报告**

（1）应对该事件处理情况进行书面报告，上报护理部和医院感染管理部门指定负责人。

（2）汇报排查的问题和改进措施及建议，应从事件中总结经验，完善有关制度与措施，达到持续质量改进.

（3）对事件的总结报告应存档并妥善保存。

2. **召回物品的处理** 召回物品按照污染物品处理，遵循清洗 - 消毒 - 包装 - 灭菌的原则重新处理。

参考文献

[1]　刘玉村，梁铭会.医院消毒供应中心岗位培训教程 [M].北京：人民军医出版社，2014.

[2]　薛广波，张流波，胡必杰.医院消毒技术规范.2 版 [M].北京：中国标准出版社，2017.

[3]　张梅，聂玉琴，王晓祺.消毒供应室封闭回收箱清洗消毒方法的探讨 [J].中华医院感染学杂志，2012，22(08):1649-1650.

[4]　冯秀兰，彭刚艺.医院消毒供应中心建设与管理工作指南 [M].广州：广东科学技术出版社，2011.

[5]　郝淑芹，谢小华.手术器械清洗及质量检查指引 [M].天津：天津科学技术出版社，2016.

[6]　张青，黄浩.眼科手术器械清洗消毒及灭菌技术操作指南 [M].北京：北京科学技术出版社，2016.

[7]　李秀峰.医院消毒供应中心常用技术操作流程 [M].长春：吉林大学出版社，2013.

[8]　孙育红，钱蒨健，周力.手术器械分类及维护保养指南 [M].北京：北京科学技术出版社，2017.

[9]　冯秀兰.消毒供应中心灭菌实用手册 [M].广州：广东科学技术出版社，2015.

[10]　黄浩，张青，李卡等.医院消毒供应中心操作常规 [M].北京：北京科学技术出版社，2014.